HENRY MILLER

Max et les phagocytes

NOUVELLES TRADUITES
DE L'AMÉRICAIN PAR
GEORGES BELMONT

CHÊNE/STOCK

Max et les phagocytes

« *Je suis un homme du vieux monde, une graine qui fut transplantée par le vent.* » C'est Henry Miller qui parle, l'Américain né à Yorkville dans l'Etat de New York. Car ses origines, c'est en France qu'il les trouve, en Espagne, ou en Grèce. Et s'il n'avait découvert un jour Big Sur, ce paradis qui surplombe le Pacifique, en Californie, sans doute serait-il revenu vivre dans la vieille Europe. L'Eden de Big Sur, s'il le réconcilie avec lui-même, ne l'empêche pas moins de faire ces aller-retour Amérique-Europe qui deviendront pour l'écrivain aussi naturels et familiers que les chemins de l'évasion empruntés par Blaise Cendrars.

L'Amérique, Miller ne la quitte pourtant qu'à trente-neuf ans. Son enfance, il l'a vécue dans les rues de Brooklyn : « *Tous les bouis-bouis, tout le Bowery, l'East Side, jusqu'à Harlem. Tout. Je connaissais ça comme un livre.* » Dans *Max et les phagocytes,* on apprend ce que furent ces années-là : rencontres, retrouvailles avec ses parents, pérégrinations, rupture avec sa femme, misères, rêves et mélancolie... Il nous dit par ailleurs ses apprentissages, sa solitude et celle des autres, à New York ou à Paris, des déracinés comme lui, des pauvres bougres, des affamés de pain mais aussi de compréhension et d'amour. En bref, *Max et les phagocytes,* ce sont huit nouvelles, huit histoires de la vie de Miller.

Tout est toujours vrai dans l'œuvre de l'écrivain. Pas de transpositions, de pistes brouillées, de changements de noms ou de lieux. Il écrit sa vie comme Céline a fini par écrire la sienne. Certes, Miller a subi les influences de Dostoïevski ou de Knut Hamsun, il a entendu les voix des surréalistes, mais c'est Céline qui l'a marqué profondément. Le rythme des phrases, cette allure parfois syncopée de la syntaxe, l'éclatement des formes traditionnelles, la force paroxystique des images, l'exagération et la distorsion de la réalité, l'élément hallucinatoire... tous ces excès nécessaires à l'écriture et à son « rendu émotif » pour surprendre au plus près la vérité vraie, la vérité cachée, Miller les rencontre chez l'écrivain français. De la réalité, on passe au rêve. Et du rêve au cauchemar. Chez Miller cependant, malgré les années de pauvreté, de désespoir et d'humiliation, jamais d'amertume. Il gardera une sorte de jubilation heureuse et fantasque, une gaieté, un sens du comique, de la caricature, de la bouffonnerie, une verve énorme et picaresque, proche de Rabelais et de Jérôme Bosch. (N'oublions pas que, parmi les mille et un métiers exercés ou rêvés par Miller, figurait celui de clown.) Miller fraternise volontiers avec ses personnages, ses rencontres de hasard, ses compagnons d'infortune. Ces ratés pathétiques, il les cerne de son attention, parfois de sa cruauté. Il y a là symbiose naturelle, jeu diabolique et provocation malicieuse.

Miller arrive donc à Paris en 1930, il tient à s'installer à Clichy, précisément là où le docteur Destouches-Céline est médecin au dispensaire

(Suite au verso.)

municipal de la rue Fanny. « *Je partageais avec mon ami Fred* (Alfred Perlès) *un appartement qu'il avait loué à Clichy, juste passé la Porte* », écrit Miller dans « Via Dieppe-Newhaven », une nouvelle de *Max et les phagocytes.* Quelques années plus tard, il écrira d'ailleurs *Jours tranquilles à Clichy,* un manuscrit perdu, retrouvé quinze ans après. C'est à Paris que naissent *Tropique du Cancer* en 1934, *Le Printemps noir,* puis *Tropique du Capricorne* en 1939.

L'audace de Miller, le scandale des mots, la liberté d'expression, le cynisme, une certaine esthétique de l'obscénité, un côté iconoclaste, frappent vite de stupeur le monde littéraire. Il est censuré en Amérique, mais c'est là sa vraie naissance : « *Mes deux premières années parisiennes ont vu ma mort, littéralement ma plongée dans le Néant, puis ma résurrection dans la peau d'un homme neuf.* Tropique du Cancer *est une sorte de document humain tracé en lettres de sang, l'historique d'une lutte dans le ventre maternel de la mort.* »

Après les ravages de cette lutte, Henry Miller quitte Paris, s'embarque le 14 juillet 1939 à Marseille pour Athènes. Ce voyage revêt une importance cruciale pour lui, comme s'il se réveillait d'une longue crise. Il retrouve Lawrence Durrell à Corfou, se fait de nouveaux amis, le poète Georges Séféris, le peintre Ghika mais surtout Georges Katsimbalis, le héros du *Colosse de Maroussi.*

A partir de 1945, l'itinéraire de Miller oscille entre la Californie et l'Europe. Big Sur d'un côté, Paris, Copenhague, Montpellier, de l'autre. Des amis un peu partout, Anaïs Nin bien sûr, mais encore Cendrars, Brassaï, Zadkine, Joseph Delteil, Maurice Nadeau… Powys, Dos Passos, Sherwood Anderson… des expositions de gouaches et d'aquarelles, cinq épouses, une trentaine de livres, dont *Le Monde du sexe,* le cycle de « La Crucifixion en rose » (*Sexus, Nexus, Plexus*), *Le Sourire au pied de l'échelle, Le Cauchemar climatisé, Un Diable au paradis, Les Livres de ma vie, Big Sur et les Oranges de Jérôme Bosch,* des maladies, hélas ! aussi. Miller, l'infatigable marcheur, souffre d'artérite et subit plusieurs opérations. Sa vue s'affaiblit. En 1977, il écrit encore, directement en français, *J'suis pas plus con qu'un autre*, et en anglais *Le Livre des amis.*

Le rebelle, le religieux sans religion est devenu un sage attiré par l'Orient et la pensée Zen, un être serein que l'agitation du monde ne trouble plus. L'ange a-t-il triomphé du diable, le paradis de l'enfer ? « Il faut descendre avant de monter », répond l'écrivain.

En juin 1980, il s'éteignait à Pacific Palisades, à l'âge de 89 ans.

Nicole Chardaire

Max

Il y a des gens qu'on appelle tout de suite par leur petit nom. Max est de cette espèce. Il y a des gens vers lesquels on se sent tout de suite attiré, non parce qu'on les aime, mais parce qu'on les déteste. Les déteste si cordialement que la curiosité s'en trouve éveillée. On revient inlassablement sur leur cas, on le remâche pour l'étudier, pour exciter en soi un sentiment de compassion qu'en réalité on n'a pas. On leur rend service, non parce qu'ils vous sont sympathiques, mais parce qu'il y a dans leur souffrance quelque chose que l'on ne comprend pas.

Je me souviens du soir où Max m'arrêta sur le boulevard. Je me souviens de la répugnance que son visage, tout son être m'inspirèrent. J'étais pressé ; j'allais au cinéma ; soudain je suis bloqué par ce triste visage de Juif. Il me demandait du feu ou quelque chose d'approchant, peu importe : un prétexte, je le savais. Je sus immédiatement qu'il allait me déballer ses malheurs, et je n'avais nulle envie d'y prêter l'oreille. Je coupai court, brutalement, avec insolence presque, mais sans effet : il restait là, planté, le visage pour ainsi dire gluant au mien, collant comme une sangsue. Sans attendre le début de son histoire, je lui offris un peu de petite monnaie, dans l'espoir de le dégoûter et de l'écarter. Rien à faire : pas moyen de l'offenser ; collant comme une sangsue.

A dater de ce soir-là, tout se passa pratiquement comme si Max me suivait à la trace. Les deux ou trois premières fois où je tombai sur lui, je le mis sur le compte d'une pure coïncidence. Peu à peu, cependant, un soupçon me vint. Sortant, le soir, je me prenais à me demander : « Où diable ?... Es-tu sûr que Max n'y sera pas ? » Partant en balade, je portais mon choix sur un quartier totalement étranger, le genre de quartier que Max n'aurait jamais l'idée de hanter. Je savais qu'il lui fallait s'en tenir à un itinéraire plus ou moins fixe — les Grands Boulevards, Montparnasse, Montmartre, tous les lieux que fréquente la congrégation des touristes. Vers la fin de la soirée, je finissais par oublier Max complètement. Au retour, suivant sans me presser un chemin familier, c'en était même entièrement fini de lui dans ma mémoire. Alors, avec l'exactitude du destin, quand je n'étais plus qu'à un jet de pierre de mon hôtel, il surgissait. C'était étrange et troublant. Il surgissait toujours la tête la première, pour ainsi dire, et comment il arrivait à se trouver là, tout à coup, je n'ai jamais pu m'en rendre compte. Toujours je le voyais venir à ma rencontre avec la même expression : masque, je le sentais, fabriqué tout exprès pour moi. Masque de souffrance, de malheur, de misère, qu'illuminait un petit cierge intérieur — sorte de lumignon sacré, onctueuse lumière qu'il avait dérobée à la synagogue. Ses premiers mots, je savais toujours ce qu'ils seraient, et je riais en les écoutant — rire qu'il ne manquait jamais d'interpréter comme un signe d'amitié.

« Comment *donc* allez-vous, Miller ? » me disait-il, exactement comme si nous ne nous étions vus depuis des années.

Et en même temps que ce *comment donc allez-vous*, le sourire (le sourire de circonstance) s'élargissait ; puis, brusquement, comme s'il avait soufflé le petit cierge en dedans, s'éteignait. Sur quoi, venait une autre phrase familière :

« *Miller*, savez-vous ce qui m'est arrivé depuis que je vous ai vu ? »

Je savais parfaitement que *rien* n'était arrivé dans l'entre-temps. Mais je savais aussi, d'expérience, que nous ne tarderions pas à être assis quelque part, tout à la joie de *prétendre* que quelque chose s'était passé entre-temps. Quand bien même il n'avait rien fait d'autre que de s'user les jambes, entre-temps, c'était du neuf qui lui était arrivé. Qu'il eût fait chaud ou froid, *cela,* en tout cas, était quelque chose qui lui était arrivé. Qu'il se fût débrouillé pour travailler durant une journée, cela aussi, c'était un événement. Tout ce qui lui arrivait ne pouvait être, par nature, que mauvais. Il ne pouvait en être autrement. Il vivait dans l'attente du pire, et naturellement les choses empiraient.

J'avais fini par prendre une telle habitude de Max et de ses perpétuelles infortunes que je l'acceptai bientôt comme un phénomène de la nature : il participait du paysage en général, au même titre que la pierre, les arbres, les urinoirs, bordels, pavillons de viandes, étals de fleuristes et autres. Il y a des milliers de vagabonds comme Max, par les rues ; mais Max les personnifiait tous. Il était le Chômage, la Faim, la Misère, le Malheur, le Désespoir, la Défaite, l'Humiliation. Les autres, je m'en défaisais en leur jetant une pièce de monnaie. Mais Max ! Max collait à moi de si près qu'il était vraiment impossible de me défaire de lui. Il collait à moi de plus près qu'une punaise. Je l'avais *sous* la peau, dans le sang. Je n'écoutais qu'à demi ses histoires. La première phrase me suffisait ; je n'avais pas besoin de lui pour continuer, sans fin, *ad infinitum.* Tout ce qu'il disait était vrai, horriblement vrai. Parfois, je pensais que la seule façon de proclamer cette vérité serait d'étaler Max un bon coup, et de le laisser là, en plein trottoir, giclant comme une fontaine et rendant l'eau de ses horribles vérités. Et puis quoi ? Qu'en résulterait-il ? *Rien.* Les gens ont tant de façons et de malices : ils font un petit détour, se bouchent les oreilles. Les gens n'aiment pas entendre de telles vérités. *Ne peuvent pas* les entendre, pour la bonne raison que tous, tous passent le temps à se conter à soi-même des histoires du même goût. La seule différence, c'est que Max les contait à voix haute et, de ce fait, avait l'air objectif ; comme si lui, Max, était le seul instrument susceptible de révéler la vérité dans sa nudité. Il avait à tel point dépassé la souffrance qu'il était devenu la souffrance même. C'était terrifiant de l'écouter, parce que lui, Max, s'était effacé, englouti par sa souffrance.

Il est plus facile de considérer l'homme comme symbole que comme fait. Pour moi, Max était un symbole du monde, d'une condition du monde que rien ne peut changer. Rien. Absolument rien ! Idiote, cette idée d'étaler Max sur le trottoir. Cela reviendrait à dire aux gens : « Est-ce que vous ne *voyez* pas ? » Voir quoi ? Le *monde* ? Bien sûr qu'ils le voient. *Le monde !* Juste ce qu'ils essaient de fuir, de *ne pas* voir. Chaque fois que je rencontrais Max, je croyais tenir le monde, en avoir plein les bras, plein le nez. « Le mieux que tu aies à faire, Max, me disais-je souvent, assis et l'écoutant, c'est de te faire sauter la cervelle. T'anéantir ! La seule solution. » Mais on ne saurait se débarrasser du monde aussi facilement. Max, c'est l'infini. Il faudrait tuer, exterminer tout : homme, femme, enfant, et l'arbre, la pierre, la maison et la plante, bête, étoile, tout. Max, on l'a dans le sang. C'est un microbe.

Tout le temps je parle de Max comme d'un passé. Je parle de l'homme que j'ai connu il y a environ un an, avant son départ pour Vienne — le Max sur lequel je suis tombé, que j'ai laissé tomber. Le dernier mot que je reçus de lui était un appel désespéré : il me suppliait de lui apporter *« des médicaments »*. Il m'écrivait qu'il était malade et qu'on allait le balancer de son hôtel. Je me revois lisant ce mot et riant de son mauvais anglais. Pas un instant je ne doutai de la vérité de ce qu'il disait. Mais j'avais décidé de ne pas lever le petit doigt. J'espérais en Christ qu'il allait *enfin* crever et ne plus m'empoisonner. Au bout d'une semaine, sans nouvelles de lui, je me sentis soulagé. J'espérais qu'il s'était rendu compte qu'il n'avait plus rien à attendre de moi. Et si jamais il était mort ? De toute façon je m'en moquais — je voulais qu'on me fiche la paix.

Quand il apparut que je m'étais réellement débarrassé de lui pour de bon, l'idée me vint d'écrire son histoire. Il y avait des moments où j'avais presque la tentation d'aller le voir, afin de corroborer certaines impressions que je voulais exploiter. J'en avais tellement envie qu'à plusieurs reprises je fus sur le point de lui envoyer de l'argent en lui demandant de venir. Ce dernier mot de lui — les « *médicaments* » — comme je regrettais de l'avoir jeté ! « Si je l'avais en main, me disais-je, Max ressusciterait. » Cela me paraît étrange aujourd'hui, quand j'y pense, tant toutes les paroles de Max étaient profondément gravées dans ma mémoire... Je suppose qu'alors je n'étais pas encore prêt à écrire son histoire.

Peu de temps après, je dus quitter Paris pour quelques mois. Je ne pensais à Max que rarement, comme à un incident passé, humoristique et pathétique à la fois. Jamais je ne me demandais : « Vit-il encore ? et que diable peut-il bien faire ? » Non, je pensais à lui comme à un symbole, à quelque chose d'impérissable — rien qui eût à voir avec la chair et le sang, avec un être de souffrance. Puis une nuit, peu après mon retour à Paris, une nuit où je suis en quête, frénétiquement, de quelqu'un, sur qui tombé-je pile ? Max. Et quel Max !

« *Miller,* comment *donc* allez-vous ? Où *diable* étiez-vous ? »

Le même Max toujours, sauf qu'il n'est pas rasé. Un Max ressuscité, vêtu d'un beau complet de coupe anglaise, coiffé d'un lourd chapeau de velours dont le bord relevé est si raide qu'il lui donne l'air d'un mannequin. Et le même sourire, exprès pour moi, plus faible seulement et plus lent à sortir. Pareil à la lumière d'une étoile très lointaine, une étoile qui en est à son dernier clignotement avant de s'éteindre à jamais. Et la barbe en pousse avec ça ! La raison, sans nul doute, pour laquelle son air de souffrance ressort encore plus qu'autrefois, s'impose. Comme si la barbe avait adouci cette expression de dégoût absolu qui rôdait autour de la bouche, tel un halo pourri. Le dégoût s'est fondu en lassitude ; la lassitude, en souffrance pure. Chose étrange : il m'inspire encore moins de pitié qu'auparavant. Tout simplement grotesque — à la fois être de souffrance et caricature de la souffrance. Lui-même en est conscient, dirait-on. Sa faconde a perdu de sa verve ; il paraît mettre en doute ses propres mots. Il s'acquitte de ses discours : c'est devenu une routine. Il a l'air d'attendre que je rie, comme autrefois. En fait, il rit lui-même, comme si le Max dont il parle était un autre Max.

Le complet, ce magnifique complet anglais, cadeau d'un Anglais à Vienne, mille fois trop grand pour lui ! Il en sent le ridicule et l'humiliation. Personne ne le croit plus — *pas avec ce magnifique complet anglais !* Il regarde ses pieds, chaussés de piètres espadrilles ; usées et sales, ces espadrilles. Ne vont pas avec le complet ni le chapeau. Il va me dire qu'elles sont confortables pourtant, mais la force de l'habitude est là, qui lui souffle aussitôt que ses autres chaussures sont chez le cordonnier et qu'il n'a pas le sou pour les retirer. Et c'est le complet anglais, cependant, qui accapare tout son esprit. Il est devenu pour lui le symbole visible de son nouveau malheur. Tandis qu'il tend le bras, m'invitant à tâter le tissu, il me raconte déjà ce qui s'est passé dans l'entretemps, comment il s'était débrouillé pour aller jusqu'à Vienne, dans l'intention d'y recommencer sa vie, et comment il y a trouvé les choses pires encore qu'à Paris. Les soupes populaires sont plus propres, pour ça oui, d'accord. Et après ? A quoi sert tant de propreté, si l'on n'a pas un sou vaillant en poche ? Mais c'était beau, Vienne, et propre — *si propre !* Il n'en revient pas. Mais drôlement dur ! Une ville peuplée de mendigots. Mais si propre, et si belle, que c'en est à pleurer ! dit-il encore.

Je me demande si cela va être long. Mes amis m'attendent sur l'autre trottoir et puis, et puis il y a ce type qu'il faut que je trouve...

« Ah ! oui, Vienne, dis-je, l'esprit ailleurs, tâchant de scruter la terrasse, du coin de l'œil.

— Non, pas Vienne, Bâle ! hurle-t-il. *Bâle !* J'ai quitté Vienne il y a plus d'un mois, l'entends-je dire.

— Bien, bien, et qu'est-il arrivé alors ?

— *Qu'est-il arrivé ?* Je vous ai dit, Miller, qu'ils m'ont retiré tous mes papiers. Je vous l'ai *dit* : ils m'ont baptisé touriste ! »

Sur quoi, j'éclate de rire. Max rit, lui aussi, à sa manière, qui est triste.

« Pouvez-vous imaginer une chose pareille, dit-il. Moi, *touriste* ! »

Il laisse encore échapper un bout de rire, sordide.

Naturellement, ce n'était pas tout. A Bâle, à ce qu'il semble, on l'a sorti du train. On voulait l'empêcher de passer la frontière.

« Je leur dis : « Qu'est-ce que cela veut dire, s'il vous « plaît ? Est-ce que je ne suis pas en règle ? »

J'ai oublié de dire que la vie de Max est une longue lutte pour être *en règle.* Quoi qu'il en soit, on le balance hors du train et le laisse là, échoué, à Bâle. Que faire ? Il descend la rue principale, en quête d'un visage ami — un Américain, ou au moins un Anglais. Soudain, une enseigne frappe ses yeux : *Pension de famille juive.* Il entre, avec sa petite valise, commande un café et déballe ses malheurs. « Ne vous en faites pas, lui dit-on, ce n'est rien du tout. »

« De toute façon, vous voilà de retour, dis-je, essayant de me défiler.

— La belle jambe ! dit Max. Ils m'ont baptisé touriste, comment voulez-vous que je travaille ? Je vous le demande, Miller ! Et avec ce genre de complet encore, me voyez-vous en train de mendier ? Je suis un type fini. Si seulement je n'avais pas si bonne mine ! »

Des pieds à la tête je l'inspecte. Il a bonne mine, c'est vrai, si bonne mine que c'en est une incongruité. Comme un gaillard qui relève de maladie — tout heureux d'avoir retrouvé son aplomb, trop faible encore pour se raser. Et puis il y a le chapeau ! Ridiculement luxueux, et qui pèse une tonne — doublé de soie ! Et qui sent son cru. Et la barbiche ! Il suffirait qu'elle fût un peu plus longue : il aurait l'air d'un de ces fantômes vertueux et abstraits que l'on voit voleter dans les ghettos de Prague et de Budapest. L'air d'un saint homme. Le chapeau se relève sur le bord si rigidement, si *éthiquement.* Pourim et les saints hommes, la tête un peu légère de bon vin. Visages tristes de Juifs, décorés de barbes soyeuses. Et un chapeau gallois, du plus pur style, pour couronner le tout ! La flamme des cierges, la psalmodie du rabbin, la lamentation sacrée des assistants et partout des chapeaux, bord en l'air tous et tournant en plaisanterie la tristesse et la désolation.

« De toute façon, vous voilà de retour », dis-je encore. Je lui serre la main ; il ne lâche plus la mienne. Le revoilà à Bâle, à la pension de famille juive, où on lui explique comment passer en fraude la frontière. Partout des gardes et il ne sait pas comment cela s'est fait, toujours est-il qu'ayant franchi la limite d'un arbre et personne ne s'étant montré, la route était sûre et il avait continué.

« Ce qui fait, dit-il, que me voilà de retour à Paris. Mais quelle saleté d'endroit ! A Vienne au moins, c'était propre. On faisait route avec des professeurs, des étudiants sur le sentier du pain ; ici, il n'y a que des mendigots, et si sales, si pouilleux que du premier coup on attrape des punaises.

— Eh ! oui, Max, c'est comme ça, et je lui serre encore la main.

— Vous savez, Miller, parfois je crois devenir fou. Je ne dors plus. A six heures, je suis déjà réveillé, cherchant que faire. Dès qu'il fait jour, je ne peux pas supporter de rester dans ma chambre. Il faut que je descende dans la rue. Même si j'ai faim, il faut que je marche, que je voie des gens. Je ne peux plus supporter la solitude. Miller, pour l'amour de Dieu, comprenez-vous ce qui m'arrive ? Je voulais vous envoyer une carte de Vienne, juste pour vous prouver que Max ne vous oubliait pas, mais je ne pouvais plus me rappeler votre adresse. *Et comment ça se présentait-il,* Miller, à New York ? Mieux qu'ici, je suppose ? Non ? La crise, là aussi ? Partout la crise. Pas moyen d'y couper. On ne vous donne rien nulle part, pas plus de travail qu'à manger. Que voulez-vous qu'on fasse avec des chameaux pareils ? Parfois, Miller, je suis pris d'une telle frayeur...

— Écoutez, Max, il faut que je parte. Ne vous en faites pas, vous n'êtes pas près de vous tuer... *pas encore.* »

Il sourit.

« Miller, me dit-il, vous avez une si bonne nature. Vous êtes si heureux toujours. Ah ! Miller, si je pouvais vivre avec vous toujours. J'irais n'importe où au monde avec vous... *n'importe où.* »

Il y a environ trois nuits de cela, cette conversation

avait lieu. Hier, à midi, j'étais assis à la terrasse d'un petit café, hors de toute rencontre possible. J'avais choisi délibérément ce lieu pour ne pas être dérangé : je lisais un manuscrit. Devant moi, un apéritif : j'en avais bu une gorgée ou deux. J'arrive à la moitié à peu près du manuscrit, lorsque à ce moment précis j'entends une voix familière :

« Par exemple, *Miller* ! Comment *donc* allez-vous ? »

Et qui est là, se penchant sur moi, à son habitude ? Max. Même singulier sourire, même chapeau, même beau complet, mêmes espadrilles. Une différence : il s'est rasé.

Je l'invite à s'asseoir. Je commande pour lui un sandwich et un verre de bière. En s'asseyant, il me montre le pantalon de son beau complet — une corde le retient, autour de la ceinture. Il le regarde avec dégoût, puis regarde ses espadrilles sales. Et cependant me raconte ce qui lui est arrivé dans l'entre-temps. Tout le jour durant, à l'en croire, rien à manger. Pas une miette. Et puis, ainsi va la chance, il est tombé sur des touristes qui lui ont offert à boire.

« Politesse oblige, dit-il. Je ne pouvais pas leur dire tout de suite que j'avais faim. Et voilà que j'attends et que j'attends qu'ils se décident à manger. Ils avaient déjà mangé, les chameaux. Toute la nuit j'ai bu avec eux, et rien dans le ventre. Pouvez-vous concevoir ça : toute la nuit, et même pas à manger une seule fois ? »

Aujourd'hui, je suis d'humeur à prendre Max du bon côté. A cause du manuscrit que je viens de lire. Tout y était si bien dit... J'ai peine à croire que j'aie pu écrire ce sacré texte.

« J'y pense, Max, j'ai un vieux costume qui fera votre affaire, si le cœur vous dit de trotter jusque chez moi ! »

Lumière sur le visage de Max. Il gardera le beau complet anglais pour le dimanche, me dit-il aussitôt. Y a-t-il un fer à repasser chez moi ? Il désire le savoir. Parce qu'il repassera mon costume pour moi... *tous mes costumes*. Je lui explique que je n'ai pas de fer, *mais* qu'il se pourrait que j'aie un autre costume. (A l'instant, il m'est revenu que quelqu'un m'en avait promis un l'autre jour.) Max est en extase. Cela lui fait *trois costumes.* Il rêve déjà qu'il les repasse. Il faut qu'ils aient le pli, ses costumes, un bon pli. Au premier coup d'œil, m'explique-t-il, on reconnaît un Américain au pli de son pantalon. Ou si ce n'est au pli, à la démarche. C'est ainsi qu'il m'a repéré, la première fois, ajoute-t-il. Et les mains dans les poches ! Jamais un Français ne garde les mains dans les poches.

« Alors, vous êtes sûr d'avoir aussi l'autre costume ? se hâte-t-il d'ajouter.

— A peu près sûr, Max... Prenez un second sandwich — et un second demi !

— Miller, me dit-il, vous pensez toujours à ce qu'il faut. Ce n'est pas tant ce que vous me donnez — mais la façon dont vous le concevez. Vous me donnez courage. »

Courage. Il prononce le mot à la française. De temps à autre, ainsi, un mot français s'insère dans son discours. Les mots français sont comme le chapeau de velours : autant d'incongruités. Surtout le mot *misère.* Aucun Français ne met autant de misère dans *misère.* Quoi qu'il en soit, *courage* ! Il me répète qu'avec moi, il irait n'importe où au monde. Ah ! nous en sortirions, à nous deux. (Et moi qui rêve tout le temps de me débarrasser de lui !) Mais aujourd'hui : O.K. Aujourd'hui, je m'en vais faire quelque chose pour vous, Max ! Il ne sait pas, le pauvre diable, que le costume que je lui offre est trop grand pour moi. Il me prend pour un type généreux et je suis décidé à le lui laisser croire. Je veux qu'il m'adore aujourd'hui. C'est ce manuscrit que je lisais, il y a un moment. Si fameux, ce que j'ai écrit, que j'en suis amoureux de moi-même.

« Garçon ! Un paquet de cigarettes — pour monsieur ! »

Ça, c'est Max. Max est un *monsieur* pour l'instant. Il me regarde encore, avec son sourire blême. Courage, Max ! Aujourd'hui, je t'enlève jusqu'au ciel — après quoi, je te lâche, comme une pierre ! Bon Dieu, un jour ! je sacrifie encore un jour à ce chameau, après quoi, ouste !

A la balançoire ! Aujourd'hui je t'écoute ; pas un mot, pas une nuance, mon cochon — je ne perdrai rien de toi. Je presserai jusqu'à la dernière goutte de jus — après ça, *par-dessus bord* !

« Un autre demi, Max ? Allons, allons, un autre... rien qu'un ! Et encore un sandwich !

— Mais *Miller*, allez-vous pouvoir *payer* tout ça ? »

Il le sait sacrément bien, que je le peux, sinon je ne l'y pousserais pas. Mais c'est sa manière avec moi. Il oublie que je ne suis pas un de ses types des boulevards, quelqu'un de sa clientèle régulière. Ou peut-être me range-t-il dans la même catégorie. Comment le saurais-je, *moi* ?

Les larmes lui viennent aux yeux. C'est un spectacle dont je me méfie toujours. Des larmes ! De vraies petites larmes, venant droit du tire-larmes. Pas une qui ne soit une perle. Bon Dieu, si seulement je pouvais pénétrer une bonne fois ce mécanisme, pour voir comment il fait !

C'est une belle journée. Et des filles splendides passent. Simple question : Max les remarque-t-il jamais ?

« A propos, Max, comment vous y prenez-vous pour baiser, de temps à autre ?

— Pour *quoi* ? me dit-il.

— Ne faites pas le sourd. Pour *baiser* ! Est-ce que vous ne savez pas ce que ça veut dire ? »

Il sourit encore — blême sourire, doux et triste. Me regarde en coin, comme s'il était surpris que je lui pose une question pareille. Avec *sa* misère, *sa* souffrance, peut-il, lui, Max, nourrir de telles pensées coupables ? Ma foi, oui, de temps à autre, pour dire vrai, de telles pensées lui viennent en effet. C'est humain, dit-il. Mais pour dix francs, que peut-on attendre ? Cela le dégoûte de lui-même. Il préférerait...

« Oui, je sais, Max. Je sais exactement ce que vous voulez dire... »

J'emmène Max chez mon éditeur. Je le laisse attendre dans la cour tandis que j'entre. Je sors avec un chargement de livres sous le bras. Max plonge, se précipite sur le paquet — il se sent meilleur, à porter ces livres, à faire un peu de vrai travail.

« Miller, vous connaîtrez le grand succès, un jour, me dit-il. Pas besoin d'écrire une merveille — pure question de chance, parfois.

— Comme vous dites, Max, pure question de chance. Affaire de chance, c'est tout ! »

Nous suivons la rue de Rivoli, sous les arcades. Il y a une librairie, quelque part à l'entour, où mon livre est en vitrine. C'est un petit coin de rien du tout, et l'étalage est plein de livres enveloppés de cellophane vive. Je veux que Max voie mon livre dans la vitrine. Je suis curieux de l'effet que cela lui fera.

Ah ! nous y voilà ! Nous nous penchons, épluchant les titres. *Kama Sutra, Under the Skirt, My Life and Loves, Down There*... Où est *mon livre* ? D'habitude, il était sur le dernier rayon, à côté d'un drôle de bouquin sur la flagellation.

Max étudie les illustrations des couvertures. Apparemment, peu lui chaut que mon livre soit ou ne soit pas là.

« Minute, Max, je fais un tour à l'intérieur. »

J'ouvre la porte impétueusement. Une Française, jeune et jolie, m'accueille. Je jette aux rayons un coup d'œil rapide, désespéré. Je demande : « Avez-vous le *Tropic of Cancer* ? » Elle fait oui de la tête, aussitôt, et me le montre. Je me sens mieux. Je demande s'il se vend bien. Elle-même, l'a-t-elle jamais lu ? Elle ne lit pas l'anglais, malheureusement. Je traîne un peu, espérant glaner quelques mots de plus sur mon livre. Je m'enquiers : pourquoi l'enveloppe-t-on de cellophane ? Elle me l'explique. Mais cela ne me suffit pas. Je lui dis que le livre n'est pas à sa place dans ce genre de boutique — pas du tout le genre, vous savez.

Elle me regarde d'un drôle d'air, maintenant. Je crois qu'elle commence à se demander si je suis bien l'auteur, comme je l'ai affirmé. J'ai du mal à trouver un point de contact avec elle. Elle semble se foutre éperdument de mon livre et de tous ceux qu'elle vend. C'est le côté français qui veut ça, je suppose... Je devrais partir. Je me rends compte soudain que je ne suis pas rasé, que mon pantalon n'est pas repassé et qu'il ne va pas avec le veston. A ce moment précis, la porte s'ouvre ; entre un jeune Anglais, pâle, l'allure d'un esthète. Il a l'air complètement ahuri. J'ai le temps de filer tandis qu'il referme la porte.

« Ils sont à l'intérieur, Max. Une pleine rangée ! Ils se vendent comme des petits pains. Oui, on s'arrache le livre. A ce qu'elle dit.

— Je vous ai dit, Miller, que vous connaîtriez le succès. »

Il a l'air absolument convaincu, Max. Trop aisément, à mon gré. Je sens qu'il faut que je parle du livre, fût-ce à Max. Je propose que nous prenions un café au bar. Max pense à quelque chose. Cela m'ennuie : je ne veux pas qu'il pense à autre chose qu'au livre pour l'instant.

« Je pensais, Miller, me dit-il abruptement, que vous devriez écrire un livre sur mes aventures. »

Le voilà qui repart sur ses malheurs. Je coupe net.

« Écoutez, Max, je *pourrais* écrire un livre sur vous, mais je n'en ai pas envie. C'est sur moi-même que je veux écrire. Vous comprenez ? »

Max comprend. Il sait qu'il y a des tas de choses sur lesquelles je dois écrire. Il sait que je suis un *étudiant*. Sans doute veut-il dire : *un étudiant de la vie*. Oui, c'est ça — un étudiant de la vie. J'ai besoin de me promener beaucoup, ici, là, de gâcher du temps, d'avoir l'air de m'amuser, alors que, tout le temps, bien sûr, j'étudie la vie, les gens. Max commence à saisir. Pas une sinécure, d'être écrivain. Vingt-quatre heures sur vingt-quatre.

Max médite. Compare avec sa vie — différence qu'il peut y avoir entre un genre de misère et un autre. Repense à ses malheurs, ses insomnies, à toute la mécanique qu'il a dans le crâne, qui ne ralentit jamais.

Tout à coup :

« Et l'écrivain, me dit-il, je suppose qu'il a, lui aussi, ses cauchemars ? »

Ses cauchemars ! Je note sur une enveloppe, immédiatement.

« Vous écrivez ça ? me dit Max. Pourquoi ? Était-ce si bon que ça, ce que j'ai dit ?

— *Merveilleux*, Max. C'est une fortune pour moi, une pensée comme celle-là. »

Max me regarde, avec un sourire peureux. Il n'est pas tout à fait sûr que je ne le mets pas en boîte.

« Si, si, Max, j'insiste, cela vaut une fortune, une remarque comme celle-là. »

Il réfléchit, ça le travaille dur. Il avait toujours cru, commence-t-il à m'expliquer, qu'un écrivain devait d'abord accumuler des tas de faits.

« Quelle blague, Max ! Quelle blague ! Moins il y a de faits, mieux cela vaut. Et le mieux de tout, c'est de ne pas avoir de faits du tout, vous pigez ? »

Max ne pige pas entièrement, mais il est prêt à se laisser convaincre. Une sorte de magie lui bourdonne dans le crâne.

« C'est bien ce que j'ai toujours pensé — il parle lentement, comme à soi-même. Il faut qu'un livre vienne du *cœur*. Il faut qu'il vous *touche*... »

Et moi je pense : étonnant, la rapidité avec laquelle l'esprit peut bondir. Devant moi, en moins d'une minute, Max vient de faire une importante distinction. Et l'autre jour encore, Boris et moi nous avons passé toute la journée à discuter de cela, du « monde vivant ». Cela vous sort avec le souffle, suffit d'ouvrir la bouche, *et d'être avec Dieu*, bien entendu. C'est ainsi que Max l'entend aussi, à sa façon. Que les faits ne sont rien. Derrière les faits, il faut qu'il y ait l'homme, *et il faut que l'homme soit avec Dieu*, qu'il parle comme Dieu Tout-Puissant.

Je me demande si ce ne serait pas une bonne idée, de montrer mon livre à Max, de lui en faire lire des passages en ma présence. J'aimerais voir s'il pige. Et *Boris* ! Peut-être serait-ce une bonne idée, de présenter Max à Boris. J'aimerais voir quelle impression Max ferait sur lui. Sans doute y trouverions-nous aussi notre change, tant soit peu. Assez peut-être pour nous deux — pour dîner... J'explique à Max, au fur et à mesure que nous approchons de la maison, que Boris est un bon ami à moi, écrivain comme moi.

« Je ne dis pas qu'il fera quelque chose pour vous, mais j'ai envie que vous le rencontriez. »

Max est parfaitement consentant... pourquoi pas ? Et puis Boris est juif, cela devrait faciliter les choses. J'ai envie de les entendre parler yiddish. Envie de voir Max pleurer devant Boris. Et de voir Boris pleurer lui aussi. Peut-être que Boris le logera chez lui quelque temps, en haut, dans la petite alcôve. Ce serait drôle de les voir vivre tous deux ensemble. Max repasserait les vêtements et ferait les courses — la cuisine peut-être. Il pourrait faire des tas de choses — pour gagner sa croûte. Je m'efforce de ne pas avoir l'air trop enthousiaste. J'explique à Max : « Drôle de type, Boris. » Mais Max paraît s'en moquer éperdument. D'ailleurs, pas la peine de se lancer dans de profondes explications. Qu'ils s'arrangent entre eux pour le mieux...

Boris ouvre la porte, vêtu d'un splendide smoking. Il a l'air très pâle, frêle et retiré, comme s'il était plongé dans une profonde rêverie. Dès que je mentionne « Max », son visage s'éclaire. Il a entendu parler de Max.

J'ai le sentiment qu'il m'est reconnaissant de lui avoir amené Max. Son accueil est, à coup sûr, chaleureux, sympathique. Nous entrons dans le studio, où Boris se laisse tomber sur le divan ; jette sur son corps fragile une couverture de voyage. Ils sont deux Juifs maintenant, dans cette pièce, face à face, tous deux sachant ce qu'est la souffrance. Pas besoin de battre la campagne. Commence par la souffrance... fonce droit dedans ! Deux sortes de souffrances — quelle merveille, pour moi, de voir le contraste qu'elles présentent. Boris gisant sur le divan : l'apôtre de la souffrance le plus élégant que j'aie jamais rencontré. Il gît là, pareil à une Bible humaine dont chaque page porte la marque de la souffrance, de la misère, du malheur, de la torture, de l'angoisse, du désespoir, de la défaite de la race humaine. Max est assis sur le bord de sa chaise, son crâne chauve un peu défoncé juste au-dessous de la couronne, comme si la souffrance s'était abattue sur lui à la façon d'une masse. Il est fort comme un bœuf, Max. Mais il n'a pas la force de Boris. Il ne connaît que la souffrance *physique* — la faim, les punaises, la dureté des bancs, le chômage, les humiliations. Pour l'instant, il est remonté et lancé dans l'espoir de soutirer à Boris quelques francs. Il est assis sur le bord de sa chaise, un peu nerveux : nous ne lui avons pas encore donné la chance d'expliquer son affaire. Il a envie de déballer son histoire de A jusqu'à Z. Il rôdaille, à la recherche d'une ouverture. Cependant que Boris repose confortablement sur son lit de souffrance. Il a envie que Max ne se presse pas trop. Il sait que Max est venu lui donner le spectacle de sa souffrance.

Pendant que Max parle, je renifle pour voir s'il n'y a pas quelque chose à boire. Je suis bien décidé à me délecter de cette séance. D'ordinaire, Boris dit immédiatement : « Que voulez-vous boire ? » Mais avec Max sur les bras, il ne lui vient pas à l'esprit d'offrir à boire.

Sobre comme le roc et l'écoutant pour la centième fois, l'histoire de Max n'a rien d'emballant pour moi. Je crains qu'il n'use d'ennui jusqu'aux culottes de Boris — avec ses « faits ». Au reste, Boris n'a pas la passion des longs récits. Tout ce qu'il réclame, c'est une phrase courte, parfois même un seul mot. J'ai bien peur que Max ne fasse de tout cela une chose trop prosaïque. Le voilà revenu à Vienne, parlant de la propreté de ses soupes populaires. Je sais que nous en avons encore pour un petit moment avant d'arriver à Bâle, puis de Bâle à Paris, puis Paris, puis la faim, le besoin, la misère, puis répétition générale. Je voudrais qu'il fonçât droit au cœur du tourbillon, au cœur du flux stagnant, de la monotonie affamée, des calmes plats, nus et pourris de punaises de la mélancolie, toutes écoutilles closes, sans sorties d'incendie, sans amis, sans *exit*, sans toutes ses chinoiseries à n'en plus finir. Non, Boris se fiche éperdument de la continuité ; ce qu'il veut, c'est du drame, quelque chose de vital et de grotesque, d'horriblement beau et vrai. Max va l'user d'ennui, jusques et y compris le fond de sa culotte, je vois ça d'ici...

Et voilà que je me trompe. Boris veut tout entendre, du commencement jusqu'à la fin. L'humeur du jour, je suppose — parfois, il témoigne d'une inépuisable patience. Sans nul doute, il est en train de poursuivre son monologue intérieur. Peut-être cherche-t-il la solution d'un problème, pendant que Max parle. C'est un repos pour lui. Je le regarde attentivement. Écoute-t-il ? M'en a tout l'air. Sourit de temps en temps.

Max sue comme un bœuf. Ne se rend pas compte s'il fait impression ou non.

Boris a une façon d'écouter Max : on le dirait à l'Opéra. Encore cela vaut-il cent fois l'Opéra — le divan, la couverture de voyage. Max ôte sa veste ; la sueur ruisselle sur son visage. Je peux voir qu'il y va de tout son cœur, de toute son âme. Je suis assis au bord du divan ; mon regard va de l'un à l'autre. La porte du jardin est ouverte ; il semble que le soleil mette une auréole autour de la tête de Boris. Pour s'adresser à Boris, Max doit regarder le jardin. La chaleur de l'après-midi coule doucement, traversant la fraîcheur du studio ; les mots de Max en sont tout enveloppés d'une aura chaude et volatile. Boris a l'air si heureux, si à l'aise que je ne peux résister à la tentation de m'étendre à côté de lui. Me voilà étendu maintenant, m'offrant le plaisir et le luxe d'écouter le récit de malheurs qui me sont familiers. Près de moi, des livres sur un rayon ; je les parcours des yeux, pendant que Max continue à dévider, dévider. Ainsi gisant, suivant le récit dans toute sa longueur, je juge beaucoup mieux de son effet. Je saisis des nuances que je n'avais jamais perçues encore. Les mots de Max, les titres des livres, l'air chaud qui coule du jardin, la façon dont le bonhomme est assis sur le bord de sa chaise — tout cela se fond et se mêle dans un effet des plus savoureux.

Le plus complet désordre règne dans la pièce, comme d'ordinaire. L'énorme table n'est qu'un monceau de livres, de manuscrits, de notes crayonnées, de lettres qui auraient dû avoir leur réponse il y a un mois. La pièce donne en quelque sorte l'impression d'être en suspens, comme si l'auteur qui l'habitait était subitement décédé et que, par requête spéciale, rien n'avait été touché. Si je devais dire à Max que ce Boris qui gît sur le divan est mort, réellement, je me demande ce que, lui, dirait. C'est d'ailleurs exactement ainsi que Boris même l'entend — *qu'il est mort.* Et c'est la raison pour laquelle il est à même d'écouter comme il le fait, comme s'il était à l'Opéra. Il faudra que Max, lui aussi, se décide à mourir,

mourir en tout et partie de son corps, s'il doit survivre... Les trois bouquins, l'un à côté de l'autre, sur le rayon d'en haut — on dirait presque que c'est exprès qu'on les a disposés ainsi : Sainte Bible, livre de Boris, correspondance de Nietzsche avec Brandes. Pas plus tard que l'autre nuit, il me lisait l'Évangile selon Luc. Selon lui, nous ne lisons pas assez souvent les Évangiles. Et puis la dernière lettre de Nietzsche *Le Crucifié*. Enseveli dans le tombeau de chair durant dix solides années ; après quoi, le monde entier entonnant sa louange...

Max parle toujours. Max, l'homme du pressing. Venu de quelque part près de Lemberg — près de la grande forteresse. Ils sont légion comme lui, larges faces triangulaires, lèvre inférieure bouffante, yeux pareils à deux trous de brûlure dans une couverture, nez trop long, narines vastes, sensitives, mélancoliques. Visages tristes de Juifs, par milliers venus d'alentour de Lemberg, la tête profondément enfoncée dans l'assise des épaules, et le chagrin planté, profond comme une lame, entre leurs fortes omoplates. Boris est presque d'une autre race, si frêle, si léger, si délicatement accordé. Il montre à Max comment écrire en caractères hébreux ; sa plume court sur le papier. Dans la main de Max, la plume a l'air d'un manche à balai ; on dirait qu'il dessine les caractères, au lieu de les inscrire. Boris écrit comme il agit en tout — légèrement, élégamment, correctement, définitivement. Il a besoin de chemins compliqués pour se mouvoir vivement, subtilement. La faim, par exemple, serait trop brute, trop crue. Il n'y a que les imbéciles pour se soucier de la faim. Je dois dire que le jardin, lui aussi, est une chose étrangère à Boris. Un paravent chinois ferait tout autant l'affaire — mieux peut-être. Mais Max, lui, est pleinement conscient du jardin. Donnez-lui une chaise, dites-lui de s'asseoir dans le jardin : il s'assiéra et attendra durant une semaine s'il le faut. Max ne demanderait rien d'autre qu'à manger et un jardin.

« ... Je ne vois pas ce qu'on peut faire pour ce genre d'individu, dit Boris, presque à soi-même. C'est un cas désespéré. » Et Max de secouer la tête : il est d'accord. Max est un cas, et il le sait. Mais *désespéré*, ça je ne peux pas l'avaler. Non, il y a toujours de l'espoir — du moins tant qu'il existe encore un peu de sympathie et d'amitié en ce monde. Le *cas* est désespéré, certes. Mais Max, mais l'homme... non, pas d'accord ! Pour Max l'homme, on peut faire encore quelque chose. Le prochain repas, par exemple, une chemise propre... un complet... un bain... le coiffeur. Ne pas tenter de résoudre le *cas* : faire le strict nécessaire, dans l'immédiat. La pensée de Boris suit les mêmes voies. Mais différemment. Il dit à voix haute, tout comme si Max n'était pas là — « naturellement, on peut toujours lui donner de l'argent... à quoi bon... » *Et pourquoi pas ?* me dis-je. Pourquoi pas de l'argent ? Pourquoi pas de quoi manger, s'habiller, s'abriter ? *Pourquoi pas ?* Partons de la base, du sol, en montant vers le sommet.

« Naturellement, dit Boris, si je l'avais rencontré à Manille, j'aurais pu faire quelque chose pour lui. Lui donner du travail.... »

Manille ! Bon Dieu ! Pour moi, la chose est du dernier grotesque ! Que diable Manille a-t-il à voir là-dedans ? Est-ce qu'on va dire à un homme qui se noie : « Quel dommage, quand j'y pense ! Si seulement vous aviez voulu que je vous apprenne à nager ! »

Ils veulent tous redresser le monde ; aucun d'eux ne veut aider son voisin. Tous, ils veulent faire de vous un homme, mais ils refusent de prendre votre corps en considération. Tout est de travers — Boris y compris — qui lui demande *avez-vous de la famille en Amérique ?* Je connais le truc. L'A.B.C. de l'assistant social. Vos âge, nom et adresse, occupation, religion. Puis, avec un petit air innocent — *votre plus proche parent encore en vie, je vous prie !* Comme si vous n'aviez pas exploré tout ce terrain vous-même. Comme si vous ne vous étiez pas répété mille et mille fois : « J'aime mieux crever ! Crever que de... » Assis là, gentiment, et vous demandant de révéler le nom, le lieu de honte que vous tenez secrets, où ils n'auront rien de plus pressé que de courir ; et les voilà qui tirent la sonnette et qui lâchent le paquet — et vous, cependant, vous êtes là, chez vous, à trembler et transpirer d'humiliation.

Max répond. Oui, il avait une sœur à New York. Ne sait plus où elle est. Elle a déménagé pour s'installer à Coney Island, c'est tout ce qu'il sait. Bien sûr qu'il a eu tort de quitter l'Amérique. Il gagnait bien sa vie. Il était dans le pressing des vêtements, et syndiqué. Mais quand venait la morte-saison et qu'il s'asseyait dans le parc, à Union Square, il se rendait compte qu'il n'était rien. Ils font les fiers sur leurs pur-sang et vous balaient de la chaussée. Pourquoi ? Parce qu'on est sans travail ? Était-ce *sa* faute, à lui... lui, Max, avait-il fait quoi que ce fût de contraire au gouvernement ? Cela le rendait furieux et amer ; cela le dégoûtait de lui-même. Quel droit avaient ces gens de porter la main sur lui ? Quel droit, de le contraindre à se sentir un ver de terre ? « Je voulais tirer quelque chose de moi, poursuit-il. Changer de métier — ne pas travailler de mes mains tout le temps. Je me suis dit que je pourrais peut-être apprendre le français et devenir interprète. »

Boris me lance un coup d'œil. Le coup a porté. Le rêve du Juif — *ne pas travailler de ses mains !* Le déménagement pour Coney Island — autre rêve de Juif. Du Bronx à Coney Island ! D'un cauchemar à l'autre ! Boris lui-même : trois fois le tour du monde — peu importe, cela revient au même : *du Bronx à Coney Island.* Von Lemberg nach Amerika gehen ! Ouais, va ! Marche, tu es las ! Marche ! Marche ! Pour toi nul repos nulle part. Nul bien-être. Labeur et misère, sans fin. Maudit tu es, maudit demeure. *Pas d'espoir !* Pourquoi ne te jettes-tu pas dans ses bras ? Pourquoi ? As-tu peur que cela me gêne ? As-tu honte ? De quoi ? Nous savons que vous êtes maudits et que nous ne pouvons rien pour vous. Nous vous plaignons, tous tant que vous êtes. Juif errant ! Tu es face à face avec ton frère, et tu te retiens de l'embrasser. C'est cela que je ne peux pas te pardonner. Regarde Max ! On dirait presque ton double ! Trois fois le tour du globe, et voilà qu'aujourd'hui tu te trouves face à face avec toi-même. Comment peux-tu t'écarter de lui ? Hier, tu étais là, comme lui, tremblant, humilié, chien battu. Et aujourd'hui, en smoking, et les poches bourrées à péter. *Mais tu es resté le même !* Tu n'as pas changé d'un iota, sauf que tes poches sont pleines. *A-t-il de la famille en Amérique ? Et toi ?* Ta mère, où est-elle aujourd'hui ? Dans le ghetto toujours ? Dans cette petite chambre puante que tu quittas, le jour où tu décidas de devenir un homme ? Toi du moins, tu es satisfait ; tu as réussi. Tu t'es donné la mort, afin de résoudre le problème. Mais si tu avais échoué ? Hein ? Si c'était toi, là, devant moi, dans les souliers de Max ? Pourrions-nous te renvoyer à ta mère ? Et qu'est-ce que Max est en train de raconter ? Que si seulement il pouvait retrouver sa sœur, il lui jetterait les bras autour du cou, il travaillerait pour elle jusqu'à son dernier soupir, il serait son esclave, son chien... Il travaillerait pour toi, aussi, en échange du pain que tu lui donnerais, et d'un endroit où se reposer. Tu n'as rien qui puisse faire son affaire — je comprends cela très bien. Mais ne peux-tu rien *créer* pour lui ? Retourne à Manille, s'il le faut. Et recommence le trafic. Mais ne va pas demander à Max d'aller te chercher à Manille il y a trois ans. Max est là, en ce moment, devant toi. *Ne le vois-tu pas ?*

Je me tourne vers Max.

« A supposer que vous soyez libre de choisir, Max... C'est-à-dire : supposez que vous soyez libre d'aller où bon vous semble et de recommencer votre vie... où iriez-vous ? »

C'est évidemment cruel de poser une question de ce genre à Max. Mais j'en ai assez de cette désespérance. Et je continue :

« Voyons, Max, je veux que vous regardiez le monde comme s'il était à vous. Jetez un coup d'œil sur la carte et posez le doigt sur l'endroit où vous aimeriez être. A quoi bon ? *A quoi bon ?* dites-vous. A ceci, qu'il suffit que vous en ayez assez envie, pour que vous puissiez aller n'importe où au monde. Le tout est de vouloir. Par désespoir, on peut accomplir ce dont le millionnaire est incapable. Le bateau n'attend que vous, et le pays, et le boulot. Tout vous attend, à une condition : que vous y croyiez. Je suis sans le sou, mais je peux vous aider à aller où vous voudrez. Je peux faire le tour de la société, chapeau en main, et mendier pour vous. Pourquoi non ?

Il m'en coûterait moins que si je le faisais pour mon compte. Où aimeriez-vous aller ? *Jérusalem ? Le Brésil ?* Un mot, Max, un seul mot, et je pars ! »

Max est électrisé. Il sait immédiatement où il voudrait aller. Qui plus est, il n'est pas loin de se voir parti. Il n'y a qu'une petite difficulté — *l'argent.* Pourtant même ça n'est pas la mer à boire. Combien faut-il pour aller en Argentine ? Un millier de francs ? Cela n'a rien d'impossible... Un instant, Max hésite. C'est l'âge maintenant qui le chagrine. A-t-il encore la force ? La force *morale* de remettre ça ? Il a quarante-trois ans. Il en parle comme de la vieillesse. (Et Titien, à quatre-vingt-dix-sept ans, qui commençait tout juste à être en possession de soi et de son art !) Sain de corps et solide, malgré cette entaille, à l'arrière du crâne, où le marteau s'est abattu. Chauve, d'accord ; mais musclé de tous côtés, les yeux clairs, et les dents... Ah ! les dents ! Il ouvre la bouche et m'exhibe la pourriture des racines. Pas plus tard que l'autre jour, il a dû aller chez le dentiste — il avait les gencives terriblement enflées. Et savez-vous ce que lui a dit le dentiste ? Nervosité ! Rien d'autre qu'un peu de nervosité. Il en est sorti terrifié jusqu'à la moelle. Comment le dentiste peut-il savoir que lui, Max, est nerveux ?

Max est électrisé. Une petite tumeur de courage pousse en lui. Avec ou sans dents, chauve, nerveux, l'œil torve, rhumatisant, les éparvins et tout — qu'importe ? Où aller ? voilà la question. *Non, pas Jérusalem !* Les Anglais l'ont fermée aux Juifs — ils sont en excédent déjà. *Jérusalem aux Juifs !* C'était bon quand ils avaient besoin d'eux. Maintenant, il faut avoir une bonne et solide raison pour aller à Jérusalem — quelque chose de mieux que le simple fait d'être juif. Dieu tout-puissant, quelle plaisanterie ! Si j'étais juif, je crois que je me mettrais la corde au cou et que je me jetterais par-dessus bord. Max est devant moi, chair et os. Max le Juif. Pas moyen de s'en défaire en lui attachant une meulière autour du cou et en lui disant : « Juif, va et te noie ! »

Je pense, désespérément. Pas de doute, si j'étais Max, si j'étais ce chien battu de Juif qu'est Max... Et alors ? Ouais, *alors* ? M'imaginer que je suis juif ne me mène nulle part.

Il me faut imaginer simplement que je suis un homme, et que j'ai faim, que je suis à bout, à bout de course.

« Écoutez-moi, Boris, il faut faire quelque chose ! *Faire*, vous comprenez ! »

Boris hausse les épaules. Où trouvera-t-on l'argent ? Tout l'argent ? C'est à *moi* qu'il le demande ! A moi qu'il demande où le trouver. Tout cet argent. *Quel* argent ? Mille francs... deux mille francs... *ça, de l'argent ?* Et cette toupie d'Américaine, Jane, qui était ici il y a quelques semaines ? Qui ne t'a pas donné la moindre goutte d'amour, pas le moindre signe d'encouragement. Mais qui t'a insulté, à gauche, à droite — chaque jour de la semaine. Et toi qui as casqué. Casqué comme si tu étais Crésus en personne. Pour cette petite putain d'Américaine suceuse d'or. Ce genre d'histoires me rend fou, fou furieux. Pouvait aller à la rigueur si ç'avait été une putain, sans plus. Mais c'était pis qu'une putain. Elle t'a saigné et insulté. T'a appelé sale Juif. Et toi, tu as continué tranquillement à casquer. Prêt à recommencer demain, le même sacré coup. N'importe qui peut t'avoir, à condition de chatouiller ta vanité, à condition de te flatter à t'en déculotter. Tu es mort, dis-tu, et depuis lors tu n'as été qu'une longue funéraille. Mais tu n'es pas vraiment mort, tu le sais. Et que diable signifie la mort spirituelle, quand tu as Max devant toi ? Crève, crève, crève mille fois — mais ne refuse pas de reconnaître la vie dans un être. Et de cet être, ne fais pas un problème. Chair et sang, Boris. *Chair et sang.* Il hurle et tu prétends ne rien entendre. Tu te déclares délibérément sourd, muet, aveugle. Mort devant cette chair qui vit. Mort face à ta propre chair, à ton sang. Tu ne feras aucun gain, ni d'esprit ni de chair, si tu ne reconnais pas en Max ton véritable frère. Tes livres, sur leurs rayons... une puanteur, tes livres ! Que peuvent bien me faire ton malade de Nietzsche, ton pâle amour de Christ, ton Dostoïevski de sang ? Livres, livres, livres. Jette-les au feu ! A quoi te sont-ils bons ? Mieux vaut ne jamais avoir lu une ligne que de rester planté là dans tes godasses, impuissant, à hausser les épaules. Tout ce que le Christ a dit n'est que mensonge, tout ce que Nietzsche... mensonge, si tu ne reconnais pas le verbe *dans la chair*. Ils n'étaient que mensonge impur et maladif, si tu ne peux puiser dans leur parole un doux confort et refuser de voir cet homme qui tombe en pourriture, là, sous tes yeux. Va, retourne à tes livres, et t'y enterre ! Retourne à ton Moyen Age, à ta Cabale, à tes géométries de coupeurs de cheveux en quatre et de tortilleurs d'anges. Nous ne voulons rien de toi. Nous avons besoin d'un souffle de vie. D'espoir, de courage, d'illusion. D'un sou de sympathie humaine.

Nous sommes chez moi, maintenant, en haut, dans la salle de bain. L'eau coule dans la baignoire. Max s'est déshabillé ; jusqu'à son caleçon, qui est sale ; sa chemise, au devant rapporté, gît en travers du fauteuil. Nu, on dirait un tronc noueux, un tronc qui a eu toutes les peines à apprendre à marcher. L'homme de la boîte à suer, son plastron jeté en travers du fauteuil. Corps puissant tordu, noué par le labeur. De Lemberg aux Amériques, du Bronx à Coney Island — par centaines et milliers, rompus, tordus, bouffés d'éparvins, par brochettes, et à quoi bon lutter : ils auront beau se débattre, tôt ou tard, ils seront dévorés vifs. Toute cette armée de Max, je la vois à Coney Island, par un dimanche après-midi : sur des kilomètres et des kilomètres, leurs corps rompus souillent la plage claire. Ils déversent à flots leur sueur, et dans ce cloaque, se baignent. Couchés sur la plage, empilés l'un sur l'autre, comme un paquet de crabes empêtrés dans les algues. Derrière la plage, ils jettent leurs rebuts : leurs abris de confection, bain, toilette et cuisine combinés, qui leur servent de home. A six heures, sirène : alerte ! A sept heures, métro, coude à coude, et puanteur, puissante, de quoi renverser un cheval.

Pendant que Max prend son bain, je lui sors quelques effets propres. Le costume qu'on m'a donné, qui est trop grand pour moi, dont il me remercia profusément. Pour réfléchir plus calmement, je m'étends. Qu'allons-nous faire ensuite ? Nous devions dîner ensemble dans le quartier juif, près de Saint-Paul. Boris a brusquement changé d'idée. S'est rappelé qu'il était pris pour dîner. Je lui ai soutiré quelques francs. Puis, au moment de nous séparer, il a donné à Max un peu d'argent. « Tenez, Max, prenez ça ! » a-t-il dit, farfouillant dans sa poche. J'ai sauté en l'entendant dire cela — et en entendant Max le remercier profusément. Je *connais* mon Boris. Je sais que cela, c'est son mauvais côté. Et je le lui pardonne. Je lui accorde mon pardon plus facilement qu'à moi-même. Je ne veux pas qu'il soit dit ni pensé que Boris est mesquin et dur. Il prend soin de sa famille, paie ses dettes et ne triche jamais. S'il lui arrive d'acculer quelqu'un à la faillite, il observe les règles ; ni meilleur ni pire que Rockefeller ou Morgan, dans ce domaine. Il joue le jeu, comme on dit. Il gagne sur tous les tableaux — pour découvrir en fin de compte qu'il est sa propre victime. Mais la vie, elle, ne lui apparaît pas comme un jeu. C'est ainsi qu'avec Max, à l'instant, il vient de gagner chiquement. Il s'en est tiré avec quelques francs, péniblement lâchés, dont on l'a remercié chiquement. Demeuré seul avec lui-même, il est probablement en train de s'injurier copieusement. Il dépensera ce soir vingt fois ce qu'il a donné à Max, pour tranquilliser sa conscience.

Max m'a fait venir dans la salle de bain pour me demander s'il peut se servir de ma brosse à cheveux. Bien sûr, et comment ! (J'en achèterai une neuve demain !) Puis je regarde la baignoire, un fond d'eau qui gargouille, le trou d'écoulement. La vue de la crasse qui flotte au fond de la baignoire me fait presque dégueuler. Penché sur la baignoire, Max entreprend le nettoyage. Il s'est enfin décrassé le cuir ; il se sent bien, même s'il doit éponger sa saleté. Je connais cela. Je n'ai pas oublié les bains publics de Vienne, et cette puanteur qui vous faisait tomber à la renverse...

Max entre dans son linge propre. Il sourit maintenant — un sourire comme jamais je ne lui en ai vu. Il est debout, dans ses sous-vêtements propres, et broute des bribes de mon livre. Il lit le passage sur Boris — Boris plein de poux, à qui je rase les aisselles ; et le pavillon en berne et tout le monde qui est mort, moi compris. Drôle d'expérience — passer par là, et en sortir, en sortir *en chantant !* Une chance ! Libre à vous de l'appeler par ce nom-là. Libre à vous de dire que c'est une chance, si bon vous semble. Mais ce que j'en sais, moi, est autre chose.

Il se trouve que la chose m'est arrivée — *et que je sais.* Non que je ne croie pas dans la chance. Non, ce n'est pas ce que je veux dire. Dites que je suis innocent aussi — vous serez plus près de la vérité. Quand je repense à ce que j'étais, tout gosse, vers l'âge de cinq ou six ans, je me rends compte que je n'ai pas changé d'un pouce. Je n'ai rien perdu de ma pureté ni de mon innocence. Je me souviens de la première impression que j'eus du monde — qu'il était bon, *mais terrifiant.* L'impression est restée la même — bon mais terrifiant. Il était aisé de m'effrayer, mais intérieurement je suis demeuré un fruit sain. Aujourd'hui encore, on aura beau me faire peur, on ne parviendra jamais à me faire tourner à l'aigre. Affaire réglée. J'ai ça dans le sang.

Je suis assis maintenant ; j'écris une lettre pour Max. J'écris à une femme, à New York, une femme qui a à voir avec un journal juif. Je lui demande d'essayer de retrouver la sœur de Max, à Coney Island. Sa dernière adresse : 156e Rue, près Broadway. « *Et son nom ? Max.* » Deux noms, sa sœur. Tantôt elle s'appelait Mme Fischer, tantôt Mme Goldberg. « Et la maison, vous ne vous rappelez pas — était-ce au coin ou au milieu du pâté d'immeubles ? » Se rappelle pas. Il ment en ce moment ; je le sais ; m'en fous ! Et s'il n'y avait pas de sœur, hein, après tout ? Il y a quelque chose qui cloche dans cette histoire, mais ça le regarde ; pas moi. Et ce qu'il est en train de faire en ce moment est encore moins catholique. Il me sort une photo, prise lorsqu'il avait sept ou huit ans — mère et fils. A me couper les guiboles, ou peu s'en faut. Sa mère est *une beauté* — sur la photo. Max est debout à côté d'elle, raide, un peu effrayé, les yeux ronds, les cheveux soigneusement partagés par une raie, son petit veston boutonné jusqu'au cou. La photo a été prise quelque part près de Lemberg, près de la grande forteresse. Toute la tragédie de la race est inscrite sur le visage de la mère. Quelques années encore, et Max à son tour aura la même expression. Nouveau-nés, tous commencent la vie avec, sur le visage, l'éclat de l'innocence, tandis que la pureté puissante de la race humecte leur regard, large et sombre. Ils tiennent le coup, durant quelques années, puis, soudain, souvent avec la puberté, l'expression change. On les voit tout à coup se dresser sur leurs pattes de derrière, et se mettre à grimper à la roue. Le poil tombe, les dents pourrissent, l'échine se noue. Cors, durillons, verrues. Les mains toujours moites, la lèvre tremblante. Tête basse, le nez quasiment dans l'assiette, tétant la mangeaille à grandes goulées avides et bruyantes. Et dire qu'ils étaient si nets, d'abord, si propres, dans leur beau linge fin, frais du jour.

Nous joignons la photo à la lettre, pour aider à l'identification. Je demande à Max d'ajouter quelques mots en yiddish, de son écriture de manche à balai. Il me relit ce qu'il a écrit ; je ne sais pourquoi, je n'en crois pas un mot. Nous faisons un paquet du costume et du linge sale. Max s'inquiète de ce paquet — roulé dans du papier journal, sans ficelle autour. Il dit ne pas avoir envie qu'à son hôtel on le voie rentrer avec un paquet pareil : sans allure. Il veut avoir l'air respectable. En même temps qu'il fait le difficile au sujet du paquet, il ne cesse de me remercier à profusion. Il finit par me donner l'impression que je n'ai pas été assez généreux. Il me revient soudain qu'il y a un chapeau qui traîne quelque part, quelque chose de mieux que le truc qu'il a sur la tête. Je vais le chercher et l'essaie. Je lui montre comment le porter.

« Vous baissez bien le bord en le rabattant sur les yeux, comme ça. Après quoi, vous enfoncez un peu — vu ?

— C'est épatant ce que ça vous va bien », déclare Max.

Je me regarde dans la glace et, ma foi, c'est vrai que ça me va. Je regrette de le donner. Maintenant, c'est au tour de Max d'essayer et, tandis qu'il se le pose sur le crâne, je remarque qu'il manque d'enthousiasme. Il semble se demander si cela vaut la peine de l'emporter. Du coup, pour moi, l'affaire est réglée. Je l'entraîne dans la salle de bain ; là, je lui campe le chapeau sur l'œil droit, d'un air coquin. J'écrase un peu la coiffe, accentuant encore cet air. Je sais qu'il doit avoir l'impression de ressembler à un maquereau ou à un joueur invétéré. Et maintenant je lui essaie l'autre chapeau — le sien, celui au bord raide et relevé. Il est clair que c'est celui-ci qu'il préfère, si idiot que ce soit. Je me mets donc à en faire l'éloge, à tout casser. Je lui raconte qu'il lui va mieux que l'autre. Je lui ôte toute envie de l'autre chapeau. Et pendant qu'il s'admire dans la glace, j'ouvre le paquet et j'en retire une chemise, et une paire de mouchoirs que je refourre dans le tiroir. Puis je l'emmène chez l'épicier du coin, où je demande à la bonne femme de bien envelopper le paquet. Il ne la remercie même pas de la peine qu'elle a prise. Elle peut bien me rendre ce service, me dit-il, étant donné que j'achète toute mon épicerie chez elle.

Nous sortons, place Saint-Michel, nous dirigeant vers son hôtel, rue de la Harpe. C'est l'heure où il ne fait pas encore noir, où les murs luisent mollement, d'une blancheur de lait. Je me sens en paix avec le monde. L'heure où Paris a presque l'effet, sur moi, d'une musique. Chaque pas que je fais me révèle un ordre architectural neuf et surprenant. Les maisons ont l'air de s'ordonner en notations musicales : elles évoquent de vieillots menuets, des valses, des mazurkas, des nocturnes. Nous sommes au cœur même du passé, vers Saint-Séverin et les petites rues étroites, tortueuses, familières à Dante et à da Vinci. J'essaie d'expliquer à Max dans quel merveilleux voisinage il habite, quelles vénérables associations se trouvent en dépôt dans ce quartier. Je lui parle de ses prédécesseurs, Dante et da Vinci.

« Et ça se passait quand, tout ça ? me demande-t-il.

— Oh ! environ le XIVe siècle.

— C'est bien ça, dit Max, avant ça, rien ne marchait, et depuis, rien ne va plus. Ça a tout juste marché au XIVe siècle, un point c'est tout. »

Et puisque j'aime tant ça, il serait bien heureux de changer avec moi.

Nous grimpons l'escalier qui mène à sa petite chambre, au dernier étage. Il y a un tapis jusqu'au troisième ; après quoi, l'escalier est ciré et glisse. A chaque étage, une plaque en émail rappelle aux locataires qu'il est interdit de faire la cuisine ou la lessive dans les chambres. A chaque étage, une plaque indiquant les W.-C. En escaladant les marches, on voit tout ce qui se passe par les fenêtres de l'hôtel adjacent ; les deux murs sont si proches qu'en passant la patte par la fenêtre, on pourrait serrer la main des locataires d'en face.

La chambre est petite, mais propre. Eau courante ; dans un coin, une petite commode. Au mur, on a cloué quelques patères. Sur le lit, un édredon jaune. Trente-sept francs par semaine. Pas trop mal. Il y en aurait une autre à vingt-huit francs, mais sans eau courante. Pendant qu'il se plaint de la petitesse de la chambre, je vais à la fenêtre et me penche. Penchée elle aussi à sa fenêtre, me touchant presque, une jeune femme. Les yeux vides, elle regarde le mur en face, où il n'y a plus de fenêtres. On la dirait en transe. Elle touche du coude quelques minuscules pots de fleurs ; sous la fenêtre, un crochet de fer, d'où pend une loque à laver la vaisselle. Elle n'a pas l'air de s'apercevoir que je suis là, tout près, et que je la regarde. Sa chambre, sans doute pas plus grande que celle où nous sommes, semble néanmoins lui avoir apporté le calme et la paix. Elle attend qu'il fasse noir pour se glisser dans la rue. Il y a de fortes chances pour qu'elle ignore tout de ses illustres prédécesseurs, elle aussi, mais elle a le passé dans le sang et le lien se fait plus aisément en elle, avec le présent lugubre. Tandis que la nuit tombe et que bouge mon sang, une sorte de sentiment sacré se dégage pour moi de cette chambre où je suis. Cette nuit, peut-être, quand je l'aurai quitté, Max déploiera mon livre sur son oreiller et ses yeux lourds s'appesantiront sur les pages. En dédicace, j'ai écrit : « A mon ami Max, le seul homme à Paris qui sache réellement ce qu'est la souffrance. » J'ai eu le sentiment, en écrivant ces mots, que mon livre s'embarquait dans une drôle d'aventure. Je ne pensais pas tant à Max qu'aux autres, aux inconnus qui liraient ces lignes et resteraient rêveurs. Je voyais le livre sur les quais, pages déchirées, empreintes de pouces, passages soulignés ici et là, silhouettes dessinées dans les marges, taches de café ; un homme en pardessus énorme l'enfourne dans sa poche ; long voyage en terre étrangère ; l'Équateur : un homme m'écrit une lettre ; je le voyais sous verre et le marteau du commissaire-priseur retombant dans un heurt. Des siècles s'écoulant et la face du monde changeant, changeant. Et cette fois encore, deux hommes réunis dans une petite chambre toute pareille à celle-ci, la même peut-être, et dans la pièce à côté une jeune femme qui s'accoude et se penche à la fenêtre, coudoyant les pots de fleurs, et la loque à vaisselle pendue au crochet de fer. Et de même qu'en cet instant, l'un des hommes est usé à mort ; sa petite chambre lui est une prison ; la nuit ne lui apporte ni bien-être, ni espoir, ni répit. Las et découragé, il tient le livre que l'autre lui a donné. Mais il ne peut y puiser aucun courage. L'angoisse le fait se tourner et retourner sur son lit et la houle des nuits déferle par-dessus lui comme la peste. Il lui faudra mourir d'abord, s'il veut voir l'aube... Pendant que je me tiens dans cette chambre, à côté de l'homme qui est au-delà de toute aide possible, ma connaissance du monde, de l'homme, de la femme, prononce, cruellement, silencieusement. Seule, la mort peut adoucir la peine de cet homme. Rien à faire, comme dit Boris. Tout est vain.

Au moment où nous nous retrouvons dans le vestibule de l'hôtel, la lumière s'éteint. J'ai l'impression que les ténèbres éternelles ont englouti Max.

Il ne fait pas tellement noir, dehors, bien que l'on ait allumé partout. La rue de la Harpe vibre de pulsations. A l'angle, on est en train de poser un auvent. Une échelle est plantée au milieu de la rue ; au sommet, un ouvrier, en pantalon large comme un sac, est assis, attendant que son copain lui passe une pince ou Dieu sait quoi. Sur le trottoir en face de l'hôtel, un petit restaurant grec, avec, dans sa vitrine, d'énormes vases en terre cuite. La rue entière est un théâtre. Un monde de maladie et de misère ; et sous nos pieds, les catacombes, bourrées d'ossements humains. Nous faisons le tour du pâté de maisons. Max tente de repérer un restaurant convenable ; il a envie de manger dans un prix-fixe à cinq cinquante. Je fais la grimace ; il me montre alors un restaurant de luxe à dix-huit francs. Évidemment, il a perdu la tête et n'a plus aucun sens des valeurs.

Nous revenons au restaurant grec et étudions le menu

collé sur la vitrine. Max craint que ce ne soit trop cher. Je jette un coup d'œil à l'intérieur ; plein de putains et d'ouvriers. Les hommes, le chapeau sur le crâne ; le plancher, couvert de sciure ; les lumières, misérables. L'espèce d'endroit où l'on peut très bien faire un bon repas. J'empoigne Max par le bras et commence à le tirer dedans. Au même moment, une fille sort, toutes voiles dehors, un cure-dent aux lèvres. A l'angle, son compagnon l'attend ; ils descendent la rue en direction de Saint-Séverin, peut-être pour faire un saut, en passant, au bal musette, face à l'église. Dante aussi devait faire un saut par là, de temps à autre — pour boire un pot, je veux dire. Le Moyen Age tout entier est là, pendant, à la porte de ce restaurant ; et moi, un pied dehors, un pied dedans. Max a déjà pris place ; il étudie le menu. Son crâne chauve luit sous la lumière jaune. Au XIVe siècle, il aurait été maçon ou menuisier : je le vois debout sur un échafaudage, la truelle en main.

L'endroit est plein de Grecs : garçons, patrons, cuisine, langue — tout grec. J'ai envie d'aubergines, roulées dans la feuille de vigne, une bonne pâtée d'aubergines nageant dans le jus d'agneau, comme les Grecs seuls savent la préparer. Max se soucie peu de ce qu'il mange. Il craint que cela ne me coûte trop cher. Mon intention est de laisser choir Max, sitôt le repas terminé, et d'aller prendre l'air du quartier. Je lui dirai que j'ai à travailler — cela l'impressionne toujours. Et puis, au milieu du repas, subitement, voilà Max qui l'ouvre. Je ne sais pas à quel propos. Mais le voilà subitement qui s'embarque. Autant qu'il m'en souvienne, il rendait visite à une dame française quand, tout à coup, sans la moindre raison, il éclate en sanglots. Et quels sanglots ! Plus moyen de s'arrêter. La tête dans les mains, sur la table, il pleure, pleure comme un enfant dont le cœur se brise. La dame française est si bouleversée qu'elle veut appeler un médecin. Pour lui, il est confus, honteux. Ah ! oui, il se souvient maintenant d'où cela venait. Il rendait visite à cette dame et il avait très faim. L'heure du dîner approchait ; brusquement, il n'avait plus pu y tenir — il s'était levé, lui demandant quelques francs. A sa stupeur, elle lui avait donné l'argent sans hésiter. Une dame, *française* ! Alors, tout soudain, il s'était senti misérable. Penser qu'un type comme lui, bien-portant, vigoureux, pouvait mendier ainsi quelques sous à une pauvre dame française. Qu'avait-il fait de son amour-propre ? Qu'adviendrait-il de lui, s'il en était à mendier à une femme ?

C'est ainsi que cela avait commencé. D'y penser, les larmes lui venaient aux yeux. L'instant d'après il sanglotait, comme devant la brave dame, la tête sur la table et pleurant. Une horreur.

« Autrefois, me dit-il après s'être calmé, on aurait pu me poignarder, me faire n'importe quoi, jamais je n'aurais pleuré. A présent, je pleure sans raison — ça me prend comme ça, tout à coup, et rien à faire pour l'arrêter. »

Ne serait-il pas neurasthénique ? me demande-t-il. On lui a dit que ce n'était rien que les nerfs. C'est-à-dire : dépression nerveuse, n'est-ce pas ? Le dentiste lui revient à l'esprit — qui a dit du premier coup que ce n'est rien, rien qu'un peu de nervosité. Comment le dentiste a-t-il pu deviner ? Il craint que ce ne soit le début de quelque chose de bien plus grave. La folie, peut-être ? Il veut savoir la vérité.

Que diable puis-je bien lui dire ? Rien, lui dis-je — rien que les nerfs.

« Ce qui ne veut pas dire que vous êtes en train de perdre la boule, dis-je encore. Ça passera dès que vous serez debout et d'aplomb sur vos pieds...

— *Mais je suis trop seul, Miller !* »

Attention, attention. Je connais la suite. Je devrais passer le voir plus souvent. De l'argent ? Non, pas d'argent ! Il revient sur ce point continuellement. Mais qu'on ne le laisse pas vivre ainsi seul, si seul !

« Ne vous en faites pas, Max. Nous viendrons souvent, Boris et moi. Nous allons vous payer un peu de bon temps. »

Il n'a pas l'air d'entendre.

« Parfois, Miller, quand je rentre chez moi, la sueur se met à me ruisseler sur le visage. Je ne sais pas à quoi ça tient... comme si je portais un masque.

— Vous vous faites trop de mauvais sang, Max ; voilà pourquoi. Ce n'est rien... Vous buvez beaucoup d'eau, aussi, hein ? »

Il fait oui de la tête, dans l'instant, puis me regarde, l'air terrifié.

« Comment savez-vous cela ? me demande-t-il. Comment se fait-il que j'aie si soif tout le temps ? Toute la journée, je cours à la boisson. Je ne sais pas du tout ce que cela signifie... *Miller, je vais vous demander quelque chose :* est-ce vrai, ce qu'on dit, que si on tombe malade ici, on vous achève ? On m'a dit que si on est étranger et qu'on n'a pas le sou, on se débarrasse de vous. Je pense à cela tout le jour. Si je venais à tomber malade, hein ? Dieu fasse que je garde tous mes esprits. *J'ai peur, Miller...* On m'a raconté tant d'histoires terribles sur les Français. Vous les connaissez bien... vous savez qu'ils vous laisseraient crever devant eux, sans broncher. Ils n'ont pas de cœur ! Rien que l'argent, l'argent, l'argent toujours. Dieu me garde, Miller, de tomber jamais si bas que je mendie leur pitié ! Maintenant du moins j'ai ma carte d'identité. Avoir fait de moi *un touriste* ! Les chameaux ! Comment veulent-ils qu'on puisse vivre ? Parfois je m'assois et je regarde les passants. Ils ont tous l'air d'avoir quelque chose à faire, sauf moi. Je me dis de temps à autre : « *Max, qu'est-ce qui ne va pas ?* Pourquoi « dois-je rester assis tout le jour à ne rien faire, moi ? » Ça me ronge. A la bonne saison, quand il y a un peu de travail, c'est moi le premier qu'on vient chercher. Ils savent que je suis un as à la presse. *Les Français !* Que connaissent-ils du pressing ? C'est Max qui a dû leur montrer le métier. Deux francs de l'heure qu'ils me donnent, parce que je n'ai pas le droit de travailler. Voilà comment on traite un homme blanc dans cette vermine de pays. On fait de lui un mendigot ! »

Il souffle une minute.

« Vous me disiez, Miller, à propos de l'Amérique du Sud, que je pourrais peut-être repartir à zéro et retrouver l'équilibre ? Je ne suis pas encore un vieillard — mais *moralement,* je suis battu. Depuis vingt ans aujourd'hui je travaille à la presse. Bientôt je serai trop vieux... ma carrière est finie. Ah ! si je pouvais faire un travail léger, le genre de travail où on n'a pas besoin de se servir de ses mains... C'est pour ça que je voulais devenir interprète. Quand on tient le fer depuis vingt ans, les doigts finissent par perdre leur agilité. Je me sens pris de dégoût pour moi-même quand j'y pense. Debout tout le jour durant, penché sur le fer chaud... et l'odeur ! Parfois, rien que d'y penser, je crois que j'en vomirais. Est-ce juste qu'un homme passe ses journées debout, penché sur un fer chaud ? Pourquoi, alors, Dieu nous a-t-il fait don de l'herbe et des arbres ? Est-ce que Max n'a pas le droit d'en profiter comme tout le monde ? Faut-il que nous soyons esclaves toute la vie durant — rien que pour l'argent, l'argent, l'argent... ? »

A la terrasse d'un café, je m'arrange pour me libérer, le café bu. Nous ne sommes convenus de rien, sinon que j'ai promis de rester en contact avec lui. Je suis le boulevard Saint-Michel, passé le Luxembourg. Je l'imagine assis où je l'ai laissé. Je lui ai dit de rester encore un moment, au lieu de rentrer chez lui. Je sais qu'il n'y pourra pas tenir longtemps. Sans doute est-il debout déjà, tournant en rond. Cela vaut mieux, après tout — mieux vaut rôder en mendigotant quelques sous qu'être assis à ne rien faire. C'est l'été ; il y a quelques Américains en ville. L'ennui est qu'ils n'ont pas beaucoup d'argent. Ce n'est pas comme en 27 ou 28 ; l'argent grouillait sur eux comme vermine. Maintenant, ils veulent du bon temps pour cinquante francs.

En remontant vers l'Observatoire, il fait calme, comme au cimetière. Près d'un mur en ruine, une putain solitaire attend distraitement, trop découragée pour faire ne serait-ce qu'un signe. A ses pieds, des détritus en tas — feuilles mortes, vieux journaux, boîtes de conserve, bois mort, mégots. On la dirait prête à se laisser tomber là, en plein tas d'ordures, journée remplie.

Longeant la rue Saint-Jacques, toute cette histoire s'embrouille dans ma tête. La rue Saint-Jacques n'est qu'une interminable et pittoresque série de chiotes. Dans chaque petit trou de ver, un poste de radio. Rien d'hallucinant, comme d'entendre ces voix de chanteurs de charme américains sortir de ces trous obscurs, de part et d'autre. Un mélange d'Uniprix et de Moyen Age. Un ancien combattant passe, actionnant lui-même sa chaise roulante, ses béquilles à côté de lui. Derrière, une énorme limousine attend que la voie soit libre pour se ruer. Des postes de radio tous branchés sur la même station, s'échappe, à vomir, cet air américain : *Je crois aux miracles !* Miracles ! Miracles ! Bon Dieu, Christ Tout-Puissant en personne ne pourrait accomplir de miracles ici ! *Buvez, ceci est mon sang ! mangez, ceci est ma chair !* Dans les vitrines des boutiques d'objets religieux, des croix à bon marché commémorent l'événement. Un pauvre Juif cloué sur la croix, pour nous donner la vie éternelle. Et tu parles si nous l'avons... le ciment, les pneus ballons, la radio, les haut-parleurs et les putains à jambe de bois et tout le confort en abondance, à telle enseigne qu'il n'y a plus de travail pour les crève-la-faim... *Je crains que je ne sois trop seul !* Au sixième, quand il entre dans sa chambre, la sueur se met à ruisseler sur son visage — *comme s'il portait un masque !* Rien n'aurait pu me faire pleurer, même un coup de poignard entre les deux épaules — *mais maintenant je pleure sans raison !* Je pleure, pleure, sans pouvoir m'arrêter. *Miller, croyez-vous que je suis en train de devenir fou ?* Est-il en train de devenir fou ? Bon Dieu, Max, tout ce que je peux te dire, c'est que le monde entier est en train de perdre la boule. Tu es fou, je le suis, tous. Le monde entier crève de pus et de souffrance. As-tu remonté ta montre ? Oui, je sais que tu en portes une encore — je l'ai vue, qui sortait de la poche de ton gilet. Les choses peuvent aller de mal en pis, peu importe : tu tiens à savoir l'heure qu'il est. Eh bien ! je vais te le dire, Max, je vais te dire l'heure qu'il est — à la demi-seconde près. *Il est exactement cinq minutes avant la fin.* A minuit juste, ce sera la fin. Alors, tu pourras descendre dans la rue et envoyer au diable tes vêtements. Tous ils sauteront dans la rue pour la résurrection. C'est pour cela qu'on mettait cet auvent, ce soir. on s'apprêtait pour le miracle. Et la jeune femme qui se penchait, accoudée à sa fenêtre, tu te rappelles ? Elle rêvait de l'aube, elle se disait combien elle serait belle lorsqu'elle descendrait dans le rang, parmi la multitude *et qu'ils la verraient en chair.*

MINUIT

Rien de neuf.

Huit heures du matin. Pleut. Jour comme un autre.

Midi. Le postier apporte un pneumatique. Gribouillage familier. J'ouvre. Ce que je pensais : Max...

« A Mes Chers Amis Miller et Boris. — Je vous écris ces quelques lignes, m'étant levé de mon lit et il est trois heures du matin, je ne peux pas dormir, suis très nervi, je pleure et peux pas m'arrêter, j'ai de la musique plein les oreilles, mais en réalité j'entends hurler dans la rue, je suppose qu'un maquereau a dû battre sa butte — cela fait un bruit terrible, je ne peux pas le supporter, le robinet coule dans le lavabo, je ne peux pas faire un brin de sommeil je lis votre livre, Miller, afin de me calmer, ça m'amuse mais je n'ai pas de patience, j'attends le matin, je sortirai dans la rue dès le lever du jour. Longue nuit de souffrance et pourtant je n'ai pas faim mais j'ai peur de quelque chose, je ne sais pas ce que j'ai — je me parle à moi-même, je peux pas me contrôler. Miller, je ne veux plus que vous m'aidiez. Je veux vous parler, suis-je un enfant ? Je n'ai pas de courage, est-ce que je perds la raison ? Cher Miller, vraiment n'allez pas croire que j'ai besoin de vous pour de l'argent, je veux vous parler et à Boris, pas d'argent, aide morale seulement j'ai besoin. J'ai peur de ma chambre, j'ai peur de dormir seul — est-ce la fin de ma carrière ? Cela m'en a tout l'air. J'ai joué ma dernière carte. Je n'ai plus de soufre. Je voudrais que le matin vienne pour sortir dans la rue. Je prie Dieu de m'aider à passer rapidement cette terrible nuit, oui c'est une nuit d'agonie. Je peux pas supporter la chaleur, et l'atmosphère de ma chambre. Je ne suis pas ivre, croyez-moi, en écrivant ceci — je passe simplement le temps et il me semble que je vous parle et ainsi je trouve un peu de réconfort mais j'ai peur d'être seul — qu'y a-t-il, rien que la pluie dehors et je regarde par la fenêtre, cela me fait du bien, la pluie me parle mais le matin ne veut pas venir — il me semble que cette nuit n'en finira jamais. J'ai peur que les Français me liquident en cas de maladie à cause quêtant un êtrangé, est-ce vrai ? Miller, dites-moi est-ce vrai — on m'avait dit que si un êtrangé tombe malade et qu'il est sans rien on le liquide rabidement au lieu de le guérir même s'il a une chance. J'ai peur que les Français m'enlèvent pas d'ici, alors je ne verrai plus la lumière du jour. Oh non, je serai brave et me contrôlerai mais je ne veux pas sortir dans la rue maintenant, la Police pourrait recueillir un faux témoignage, autrement je sortirais maintenant de ma Chambre pour aller dans la rue, car je peux pas rester dans ma Chambre, mais j'ai très peur toutes les nuits, j'ai peur. Cher Miller, est-ce que je peux vous voir ? Je voudrais vous parler un peu. Je veux pas rien d'argent, je suis en train de perdre la boule. Votre sincèrement, Max. »

Premier amour

Pour les yeux de ma mémoire, son image reste tout aussi vivace que celle que j'emportai de notre première rencontre dans un couloir de lycée du secteur est de Brooklyn. C'était entre deux cours et elle se rendait au second. Elle était juste un peu moins grande que moi, bien faite (c'est-à-dire de formes plutôt pleines), rayonnante, éclatante de santé, la tête haute, le coup d'œil à la fois impérieux et insolent, mais dissimulant une timidité déconcertante. Ses lèvres généreuses, gonflées de sève chaude, laissaient voir des dents assez fortes, d'une blancheur éblouissante. Mais c'étaient ses cheveux et ses yeux qui attiraient aussitôt. Des cheveux d'or léger, relevés haut et peignés en forme de conque bien lisse. Et d'un blond naturel comme on en voit rarement, sauf dans les opéras. Quant aux yeux, très ouverts, ronds, ils étaient la limpidité même. Leur bleu de Chine s'accordait avec l'or des cheveux et la délicatesse du teint, couleur de fleur de pommier. Elle n'avait que seize ans et naturellement n'était pas très sûre de soi, tout en donnant apparemment l'impression du contraire. Mais elle se détachait parmi la masse des autres filles qui suivaient les cours, comme si elle avait eu du sang bleu dans les veines. Bleu et glacé, suis-je tenté d'ajouter.

Ce premier regard qu'elle me lança me balaya comme un raz de marée. Non seulement sa beauté me frappa, mais elle m'intimida du premier coup. Comment je parvins à l'aborder et à bafouiller quelques paroles vides de sens — impossible de me le rappeler. Je sais seulement qu'il me fallut des semaines, après la première rencontre, pour me risquer à cet acte de bravoure. Je me souviens, comme si cela datait d'hier, qu'elle rougissait chaque fois que nous arrivions à distance humaine l'un de l'autre. Il va de soi que nos échanges de propos devaient être d'ordre télégraphique. Jamais, de ses lèvres, ne tombèrent un mot ni une expression qui aient pris racine dans mon souvenir. Je le répète : nos rencontres avaient toujours pour théâtre un couloir ou un autre, entre deux salles de cours. J'étais dans une classe supérieure d'un ou deux ans à la sienne, bien que nous eussions le même âge. Ces petits riens se chargeaient à mes yeux de toute une richesse de sens et de promesses.

Ce ne fut qu'après être sortis tous deux du lycée avec notre diplôme de fin d'études que nous échangeâmes quelques lettres. Cet été-là, pendant les grandes vacances, elle ne bougea pas d'Asbury Park, dans le New Jersey, tandis que je poursuivais ma lugubre routine quotidienne d'employé de bureau, à la société des Ciments Atlas de Portland. Tous les soirs en rentrant du travail, je me précipitais vers le manteau de la cheminée, où l'on déposait régulièrement le courrier, dans l'espoir d'y trouver une lettre d'elle. Encore bien heureux si j'en reçus une ou deux, tout le temps de cet interminable été !

L'impression générale qui me reste, de l'étrange cour que je lui fis, est celle d'un terrible sentiment de frustration. De temps en temps — rarement — je la rencontrais à un bal. Deux fois, je crois bien, je l'emmenai au théâtre. Je ne possédais même pas de photographie d'elle, que j'eusse pu serrer dans mon portefeuille et contempler en secret.

Mais je n'avais pas besoin de photographie. Son image était constamment présente à mon esprit. Son absence était un tourment perpétuel, qui servait à maintenir en vie cette image. Je la portais au plus profond de moi, en quelque sorte. Quand j'étais seul, souvent je lui parlais, en moi-même ou tout haut. Que de fois, la nuit, rentrant à la maison après être allé jusqu'à celle de ses parents, je criais très fort son nom comme une supplication, comme pour l'implorer de m'accorder la faveur d'une audience, des hauteurs où elle régnait. Car elle trônait toujours en majesté, très haut au-dessus de moi, quelque part dans le ciel, déesse qui était à la fois ma découverte et ma propriété exclusives. Et c'était moi, dans mon imbécillité, qui l'empêchais de descendre au niveau des autres mortels. Ainsi, sans nul doute, en avait décidé le sort dès notre première rencontre : je n'avais pas le choix.

L'étrange est que jamais je n'eus d'elle la moindre indication d'hostilité ou d'indifférence à mon égard. Qui sait, oui, qui sait si, de son côté, ce n'était pas une supplique muette, m'invitant à lui témoigner des attentions plus humaines, à la courtiser en homme, à la prendre — de force, s'il le fallait.

Deux ou trois fois par an, peut-être, une soirée chez l'un ou chez l'autre nous réunissait — une de ces séances pour moins de vingt ans qui durent jusqu'à l'aube et où l'on danse, chante et joue à des jeux idiots comme « cache-cache dans le noir » ou l'« assassin », et qui permettent d'attirer ou de retrouver dans l'obscurité l'élu ou l'élue de son cœur pour l'embrasser furtivement. Mais alors même que nous aurions pu nous permettre un baiser, une étreinte, en toute liberté, notre timidité nous arrêtait : nous ne pouvions partager que les plus innocents des plaisirs. Si nous dansions ensemble, je tremblais de la tête aux pieds et finissais par m'empêtrer si bien dans mes pas qu'elle ne savait plus où se mettre.

J'étais tout juste capable de tenir le piano. Mes doigts couraient pendant que mes yeux jaloux la regardaient danser avec mes amis. Jamais elle n'est venue derrière moi pour m'entourer de ses bras et me chuchoter des bêtises à l'oreille.

Au sortir de ces soirées, je me jetais sur mon lit en grinçant des dents, pleurant comme un crétin ou priant Dieu, en Qui je ne croyais plus, de faire en sorte qu'elle voulût bien m'accorder grâce.

Et d'un bout à l'autre des cinq ou six années que cela dura, elle demeura pour moi ce qu'elle était depuis le début : le flamboiement d'une image. J'ignorais tout de son esprit, de ses espoirs, de ses rêves, de ses aspirations. Elle n'était qu'un blanc, que je remplissais de toutes les sottises qui me passaient par la tête. Et certainement elle en faisait autant pour moi.

Vint finalement le jour où je pris congé d'elle — le jour de mon départ pour l'Ouest sauvage, dans l'intention d'y devenir, du moins le croyais-je, cow-boy. Je me présentai à la maison de ses parents et sonnai d'un doigt tremblant — hardiesse que je ne m'étais permise que deux ou trois fois. Elle vint ouvrir. Elle semblait maigrie, vieillie, creusée par le souci comme jamais elle ne m'était apparue.

Nous avions alors vingt et un ans, et cela faisait déjà deux ou trois années que je vivais plus ou moins avec celle que j'ai toujours appelée « la Veuve » dans mes livres, et qui était une femme plus âgée que moi. C'était pourquoi je fuyais vers le Far West : pour me guérir d'une passion aveugle et fatale.

Au lieu de m'inviter à entrer, elle sortit et m'accompagna jusqu'à la grille qui ouvrait sur le trottoir, et nous restâmes piqués là, peut-être une quinzaine ou une vingtaine de minutes, à échanger quelques phrases pour ne rien dire. Je l'avais, bien entendu, avertie de ma venue en l'informant brièvement de mes projets d'avenir. Ce que j'avais omis de dire, c'était que, selon la formule, un jour je lui demanderais de venir me rejoindre — et autres idioties. Quel qu'ait pu être mon espoir secret, je savais bien, à ce stade, que la situation était sans remède. De son côté, elle n'ignorait pas que je l'aimais — qui ne s'en doutait pas ? Mais mon histoire avec « la Veuve » m'avait mis définitivement au ban de ses pensées. C'était une chose qu'elle ne pouvait comprendre, moins encore pardonner.

Quelle triste tête je devais faire ! Même à cet instant, si j'avais eu le courage et la volonté nécessaires, j'aurais pu la rattraper, la conquérir. C'est du moins ce qu'il me parut, à lire son regard plein de souffrance et de désolation. (Cependant que, aveuglé par ma sottise, je continuais à lui chanter les splendeurs dorées de l'Ouest.) J'avais beau sentir confusément que je ne la reverrais peut-être plus jamais, je n'avais pas le courage de la prendre brusquement dans mes bras pour lui donner enfin un baiser passionné, le premier et le dernier. En guise de baiser, nous nous sommes serré poliment la main, en marmonnant un vague et gauche adieu — et me voilà reparti à pied !

Pas une fois je ne tournai la tête. Pourtant j'avais la ferme conviction qu'elle était toujours debout, à la porte de la grille, et qu'elle me suivait des yeux. A-t-elle attendu que j'aie disparu au coin de la rue pour courir jusqu'à sa chambre et sangloter sur son lit, sangloter à s'en briser le cœur ? Je n'en saurai jamais rien, ni dans ce monde ni dans l'autre.

A peu près un an plus tard, revenu de l'Ouest, plus triste et sage d'autant, mais pour retomber dans les bras de « la Veuve » que j'avais fuis, je l'ai revue tout à fait par hasard. Ce fut notre ultime rencontre. Elle eut lieu dans le tramway. Heureusement, j'étais avec un vieux copain qui la connaissait bien ; sinon j'eusse déguerpi. Après quelques paroles, cet ami lui suggéra, histoire de rire, de nous inviter à monter jusque chez elle. Elle était mariée à présent et, si invraisemblable que ce puisse paraître, elle habitait exactement derrière l'immeuble où vivait « la Veuve ». Nous grimpâmes lestement les marches raides du perron et pénétrâmes dans l'appartement. Elle nous promena d'une pièce à l'autre, en terminant la visite par la chambre à coucher où, dans son embarras, elle laissa échapper une phrase de la plus parfaite stupidité, qui me poignarda le cœur :

« C'est là, dit-elle en désignant de la main le grand lit conjugal, que nous couchons. »

Ces mots me firent l'effet d'un rideau de fer tombant entre nous.

Pour moi, c'était la fin, oui — et en même temps, en un sens, non. Dieu sait si le temps a passé, depuis, et pourtant elle est demeurée et demeure la femme aimée et perdue, l'inaccessible. Dans le bleu de Chine limpide de ses yeux, dans leur invite ronde et glacée, pareille à celle d'un miroir, je me vois et me verrai jusqu'au bout, image ridicule de l'âme seule, du grand errant, de l'artiste frustré et inquiet, de l'homme amoureux de l'amour, perpétuellement en quête de l'absolu, main éternellement tendue vers l'inatteignable. Derrière le rideau de fer, son image est toujours là, aussi vivace et fraîche qu'autrefois, sans que rien, dirait-on, puisse la ternir ni faire qu'elle se fane.

Via Dieppe-Newhaven

Le fait était que j'avais envie d'entendre parler anglais, du moins pour un bout de temps. Je n'avais rien à reprocher aux Français ; au contraire, je venais enfin de m'arranger une espèce de chez-moi à Clichy ; tout serait donc allé pour le mieux, n'eût été qu'avec ma femme j'avais atteint et dépassé le point de crise. Elle habitait Montparnasse ; moi, je partageais avec mon ami Fred un appartement qu'il avait loué à Clichy, juste passé la Porte. Ma femme et moi, nous étions tombés d'accord sur le principe d'une séparation ; elle devait rentrer en Amérique, dès que nous aurions reçu l'argent du voyage.

Jusque-là donc, tout va bien. Je lui avais fait mes adieux ; je considérais l'affaire comme liquidée. Puis un jour, passant chez l'épicière, la brave vieille m'avait informé que mon épouse quittait à l'instant la boutique en compagnie d'un jeune homme ; qu'ils avaient fait d'amples provisions et lui avaient demandé de les mettre à mon compte. La vieille semblait un peu perplexe et ennuyée. Je lui déclarai que ça collait. Et ça collait, en vérité, parce que je savais que ma femme n'avait pas le sou et qu'après tout, une légitime a le droit de manger comme une autre. Quant au jeune homme, ça collait aussi : c'était une tapette, un point c'est tout, qui l'avait prise en pitié et chez qui, je le supposais, elle avait dû s'installer pour le moment. De fait, tout ça collait au poil, sauf qu'elle était encore à Paris, et quand diable allait-elle se décider à foutre le camp — c'était ce que je me demandais.

Quelques jours plus tard, en fin d'après-midi, elle passa nous voir : elle venait dîner avec nous ? Pourquoi pas ? De notre côté, nous arrivions toujours à dénicher ici ou là un bon morceau, tandis qu'elle, à Montparnasse, au beau milieu de la racaille, tirait la langue dans un quartier où l'on ne pouvait pratiquement rien se procurer à manger. Après le dîner, elle piqua une crise d'hystérie. Elle souffrait, disait-elle, de dysenterie depuis le jour où je l'avais quittée ; c'était ma faute ; j'avais voulu l'empoisonner. Je l'accompagnai jusqu'au métro de la Porte, sans dire un mot. J'étais vexé en diable, si furieusement vexé même que j'en avais perdu la parole. Elle aussi était vexée, parce que je refusais de discuter la question avec elle. En revenant, je me disais : « Cette fois, c'est fini ; bien fini ; elle ne remettra plus les pieds ici. Ah ! je l'ai empoisonnée ? Si ça lui fait plaisir, parfait ! Amen ! N'en parlons plus. »

Quelques jours plus tard, je reçus une lettre d'elle, me demandant un peu d'argent pour payer son loyer. Apparemment, elle ne vivait pas avec la tapette, mais dans un hôtel borgne, derrière la gare Montparnasse. J'aurais été en peine de lui donner cet argent sur le moment ; j'étais moi-même sans un sou ; je laissai donc s'écouler quelques jours avant de passer régler la note. Lorsque enfin je pus y aller, à la même heure où je trottinais bravement en direction de son hôtel, un pneumatique d'elle arrivait chez moi, m'avisant qu'il lui fallait l'argent à tout prix, sous peine d'être flanquée dehors. Si j'avais eu tant soit peu d'argent, jamais je ne l'aurais laissée à ces humiliations ; mais le fait est que jusqu'à ce jour je n'en avais pas. Quoi qu'il en fût, elle ne me crut pas. Et même si c'était vrai, me dit-elle, vous auriez pu vous débrouiller pour emprunter. Là, elle avait raison. Mais je n'ai jamais eu la science du tapage en gros ; ma vie durant, je n'avais tapé les gens que de petites sommes, trois fois rien, ce qu'il faut de grain pour empêcher le poussin de crever de faim — et bien heureux encore si on me l'accordait. Elle avait l'air d'avoir oublié cela. Au fond, c'était assez naturel : elle débordait d'amertume, blessée dans son amour-propre. Et je dois lui rendre cette justice qu'à ma place, elle se fût sans doute procuré cet argent ; quand il s'agissait de moi, elle se débrouillait toujours pour en trouver ; pour elle, jamais. Vrai comme je dis, je devais l'admettre.

Tout cela me travaillait et m'énervait pas mal. J'avais le sentiment de me conduire en dégoûtant. Plus j'y pensais, moins je me sentais de taille. Je finis même par lui suggérer de revenir vivre avec nous, en attendant que l'argent de son retour fût arrivé. Mais de cela, naturellement, elle ne voulut pas entendre parler... Au fait, ce naturellement était-il si naturel que ça ? J'étais si bougrement perplexe, humilié, dans une telle confusion que je finissais par ne plus savoir ce qui était naturel et ce qui ne l'était pas. Fric, fric ; ma vie entière n'était qu'histoires de fric — histoires dont je ne pourrais jamais, dont je n'espérais jamais, voir la fin.

Après avoir tourné en rond comme un rat dans une trappe, j'eus la brillante idée de foutre le camp moi-même. Prendre la porte et fuir le problème, ç'a toujours été le plus simple. Je ne sais plus d'où me vint cette idée, mais il se trouva tout à coup que j'avais décidé de partir pour Londres. M'eût-on offert un château en Touraine, j'aurais refusé. Pour Dieu sait quelle raison, ma décision était prise : Londres, et Londres seulement. La raison que je m'en donnais était que jamais il ne lui viendrait à l'esprit d'aller me chercher à Londres. C'était une ville que j'avais en horreur ; et ma femme le savait. Mais la vraie raison, je ne tardai pas à le découvrir, c'était que j'avais envie d'entendre parler anglais vingt-quatre heures sur vingt-quatre, anglais et rien qu'anglais. J'étais en état d'infériorité ; vu sous cet angle, ce départ était comme un retour dans le sein du Seigneur. Parler anglais, l'entendre parler, c'était déjà ça de pris : un effort, une usure de moins. Dieu sait si le fait d'avoir du mal à s'exprimer dans une langue étrangère, ou même simplement le fait d'en avoir les oreilles rebattues, parce qu'on a beau faire, on ne peut pas arriver à se les boucher complètement ; Dieu sait si cela seul est une torture raffinée. Je n'avais absolument rien à reprocher aux Français, non plus qu'à leur langue. Jusqu'au jour où ma femme était entrée en scène, j'avais vécu dans une sorte d'Eden. Et puis, subitement, tout avait tourné à l'aigre, comme surit le lait. Voilà que je me surprenais à bougonner contre les Français, et notamment contre leur langue, chose à laquelle je n'aurais jamais pensé, si j'avais eu tout mon bon sens. C'était ma faute, je le savais, ma très grande faute, mais cela ne faisait qu'aggraver le cas. Va pour Londres, donc. Un peu de vacances ; peut-être, d'ici mon retour, serait-elle partie ? En bref, voilà l'affaire.

Je rassemblai le fric nécessaire pour payer mon visa et un billet aller-retour. Je m'offris le luxe d'un visa valable pour un an, dans l'idée que si, par hasard, je venais à changer d'avis, je pourrais retourner en Angleterre une deuxième, une troisième fois. Noël approchait et je commençais à me dire qu'il serait probablement bigrement agréable de passer les fêtes à Londres. Je ne désespérais pas de trouver un Londres différent de celui que je connaissais, un Londres à la Dickens, celui dont rêvent toujours les touristes. J'avais en poche le visa, le billet et de quoi tenir environ une dizaine de jours. Ma foi, je jubilais presque à l'idée de ce petit voyage.

Quand j'arrivai à Clichy, il était l'heure de dîner, ou pas loin. Dans la cuisine, je trouvai ma femme en train d'aider Fred à préparer le repas. Ils riaient et blaguaient. Je savais que Fred ne lui dirait pas un mot de mon départ pour Londres et, m'étant assis à table, je me mis à rire et blaguer de mon côté. Le repas fut fort gai, je l'avoue, et tout aurait marché pour le mieux si Fred n'avait été forcé de se rendre au bureau du journal, après dîner. On m'avait balancé quelques semaines auparavant ; lui, continuait, s'attendant à subir le même sort un jour ou l'autre. On m'avait balancé parce que, tout Américain que j'étais, je n'avais pas le droit de travailler comme correcteur dans un journal américain. Les Français avaient pour théorie qu'on pouvait tout aussi bien confier le poste à l'un des leurs qui sût l'anglais. J'en étais un peu contrarié, et cette histoire n'était sans doute pas étrangère à l'aigreur du sentiment que j'éprouvais à l'égard des Français depuis quelques semaines. De toute façon, c'était chose faite ; j'étais libre ; bientôt, je serais à Londres, je pourrais parler anglais toute la journée... et la nuit aussi bien, si le cœur m'en disait. D'ailleurs, mon livre n'allait pas tarder à paraître et cela pourrait changer bien des choses. Tout bien considéré, la situation était loin d'être aussi sombre qu'il m'avait paru, quelques jours auparavant. Tout à la joie de ma brillante idée, je me laissai un peu aller et, dans un accès d'exubérance, sachant que c'était là sa liqueur préférée, je me précipitai pour acheter une bouteille de chartreuse. Erreur fatale. Elle commença par fondre comme cire littéralement, puis devint hystérique, puis se répandit en reproches. Tous deux assis autour de la table, j'imagine que nous avons dû, ce jour-là, remâcher pas mal de choses qu'il aurait mieux valu oublier. Finalement je parvins à un tel apogée de remords et de tendresse que je lâchai tout le paquet — le voyage à Londres, l'argent que j'avais emprunté, et tout et tout. Je sortis le fric et l'étalai sur la table. Cela faisait je ne sais plus combien de livres et de shillings, en bel argent anglais neuf et luisant. Je lui racontai que j'étais désolé, que j'envoyais le voyage à tous les diables, que dès le lendemain je tâcherais de me faire rembourser le prix de mon billet et que l'argent serait pour elle.

Sur ce point aussi, je dois lui rendre justice. Elle ne voulait vraiment pas de mon argent. Cela la faisait tiquer, je le voyais bien ; mais elle finit par le prendre à force de se faire prier et le fourra dans son sac. En partant, elle oublia le sac, et je dus dégringoler les escaliers pour la rattraper et le lui rendre. Elle le prit et me dit au revoir en même temps, encore au revoir, mais cette fois était la dernière, je le sentais. Au revoir — elle était là, debout, dans l'escalier, levant les yeux vers moi, avec un sourire étrange et douloureux. Au moindre geste de ma part, je savais qu'elle aurait jeté l'argent par la fenêtre, se serait précipitée dans mes bras et serait restée avec moi pour toujours. Je la regardai longuement, revins lentement vers la porte, que je refermai. De retour dans la cuisine, je m'assis devant la table et restai là quelques minutes à regarder les verres vides, puis quelque chose cassa en moi et je sanglotai comme un gosse.

Il pouvait être trois heures du matin quand Fred rentra du bureau. Il ne fut pas long à s'apercevoir que ça n'allait pas. Je lui racontai ce qui s'était passé, puis nous nous mîmes à table et mangeâmes ; après quoi, nous vidâmes quelques verres de bon vin d'Algérie, suivi de chartreuse, elle-même suivie d'un rien de cognac. C'était une honte, une foutue honte, selon Fred ; j'étais un bel idiot d'avoir étalé mon argent. J'en convins, mais rien n'y faisait : je m'en trouvais mieux.

« Et Londres, alors ? Tu ne vas tout de même pas me raconter que tu ne pars plus pour Londres ? me dit-il.

— Si, lui dis-je. J'ai renoncé à ce voyage. D'ailleurs, je ne pourrais plus partir même si j'en avais envie. Où est-ce que je prendrais le fric ? »

Fred n'avait pas l'air de penser que le manque de fric était un obstacle si terrible. Il trouverait bien à emprunter deux billets de cent au bureau et, le jour de la paie, c'est-à-dire dans quelques jours, il m'enverrait le reste par mandat télégraphique. Nous demeurâmes jusqu'à l'aube à débattre la question, sans cesser de boire, naturellement. Quand enfin je rejoignis ma paillasse, j'entendais sonner le carillon de Westminster — et, se mêlant aux cloches, un bruit rouillé de vieux grelots tels qu'on en attache aux traîneaux. Je voyais qu'on avait jeté une magnifique pelisse de neige sur la saleté de Londres et tout le monde m'accueillait cordialement au cri de « Merry Christmas » — *en anglais*, bien entendu.

Je traversai la Manche de nuit. Nuit lamentable, personne sur le pont, claquant de froid. J'avais en poche un billet de cent francs et un peu de monnaie — un point c'est tout. Le plan était le suivant : sitôt installé à l'hôtel, j'enverrais un câble et Fred câblerait en retour un supplément de fric. J'étais assis à la longue table du bar, écoutant les conversations. Mon principal souci était de chercher comment faire durer les cent francs le plus longtemps possible, parce que plus j'y pensais, moins j'étais sûr que Fred pourrait trouver immédiatement le fric. Les bribes de conversations que j'attrapais avaient trait elles aussi à l'argent. L'argent. La même histoire partout et toujours. Apparemment, l'Angleterre, ce jour-là précisément, venait de payer ses dettes à l'Amérique, tout à fait malgré elle. Elle avait tenu parole, comme ils racontaient tous autour de moi. L'Angleterre tenait toujours parole. Et vas-y tant et plus, jusqu'au moment où je crus que j'allais les étrangler, avec leur bon dieu d'honnêteté.

Je n'avais nullement l'intention d'entamer le billet de cent francs tant que ce n'était pas absolument nécessaire, mais avec leurs histoires idiotes sur l'Angleterre et sa parole et me sachant repéré comme Américain, je finis par devenir si nerveux que je commandai une bière et un sandwich-jambon. Ce qui me valut d'établir le contact direct avec le steward. Il tenait à connaître mon avis sur la situation. Clairement le sien était que nous autres, Américains, venions de jouer un tour de vache à l'Angleterre. Je lui en voulais de me tenir pour responsable de la situation, du simple fait que le hasard avait voulu que je fusse né en Amérique. Je lui déclarai donc que j'ignorais tout de cette histoire, qu'elle ne me regardait pas et, qui plus est, qu'il m'était totalement indifférent que l'Angleterre payât ou non ses dettes. Ce qui ne fut pas tout à fait de son goût. Un homme doit s'intéresser aux affaires de son pays, quand bien même ce dernier serait-il dans son tort — c'était son avis. Je lui déclarai que je me fichais éperdument de l'Amérique comme des Américains. Qu'il n'y avait pas un gramme de patriotisme en moi. A ce moment-là, un homme qui faisait les cent pas non loin de la table s'arrêta pour m'écouter. J'eus le sentiment que c'était un espion ou un détective. Je la bouclai presque aussitôt et me tournai vers mon voisin, un jeune homme, qui avait commandé de son côté une bière et un sandwich.

Apparemment, il avait écouté mes discours en leur prêtant quelque attention. Il voulait savoir d'où je venais, ce que j'allais faire en Angleterre. Je lui expliquai que j'y allais prendre des vacances, puis impulsivement lui demandai s'il pouvait me recommander un hôtel bon marché. Il me dit qu'il rentrait après une très longue absence et que de toute façon il connaissait très peu Londres. Que durant ces quelques dernières années il avait vécu en Australie. Il en était là quand survint le steward ; sur quoi le jeune homme s'interrompit pour lui demander s'il ne connaissait pas un bon petit hôtel pas cher à Londres. Le steward pria le chef-garçon de venir et lui posa la même question ; dans le même instant, l'homme qui avait l'air d'un espion s'amena et s'arrêta une seconde pour écouter. Au sérieux avec lequel on débattait la question, je me rendis compte sur-le-champ que j'avais fait une faute. On ne pose jamais ce genre de question à un steward ou à un chef-garçon. Je sentais qu'on me regardait avec méfiance, qu'on passait mon portefeuille aux rayons X. J'avalai ma bière d'un seul trait et, comme pour prouver que l'argent était le cadet de mes soucis, j'en demandai une autre ; puis, me tournant vers le jeune homme, mon voisin, je lui demandai s'il ne me permettait pas de lui offrir un verre. Quand le steward revint avec les verres, nous étions au cœur des solitudes australiennes ; il essaya de me glisser un mot à propos d'un hôtel, mais je lui déclarai immédiatement de ne plus s'occuper de cela. Et j'ajoutai pour plus de précision : simple question sans autre importance. Ce qui parut lui en boucher un coin. Il demeura planté quelques instants, ne sachant que faire, puis, tout à coup, emporté par un accès d'amitié spontanée, il bafouilla qu'il serait très heureux de m'offrir l'hospitalité chez lui, à Newhaven, si cela m'était égal d'y passer la nuit. Je le remerciai chaleureusement et lui dis de ne plus s'en faire à ce propos, que de toute façon je pousserais jusqu'à Londres. Ça n'est vraiment pas d'une telle importance, ajoutai-je. A peine avais-je dit ces mots, je compris que j'avais commis une autre faute ; malgré moi, j'avais donné en quelque sorte à la chose une importance excessive.

Il restait encore un peu de temps à tuer ; j'écoutai donc le jeune Anglais me faire le récit de son étrange expérience australienne. Il me raconta sa vie de gardien de troupeaux, et comment on castrait je ne sais plus combien de milliers de moutons en une seule journée. Il fallait travailler vite. Si vite en fait, que le plus simple était de happer les testicules entre les dents, un rapide coup de couteau, et on crachait le tout. Il essayait de calculer combien de milliers de paires de testicules il avait pu mordre ainsi et recracher, à la faveur de cette opération de bouche et de main, durant son séjour en Australie. Et tout en se livrant à ce calcul mental, il s'essuyait les lèvres du revers de la main.

« Ça devait vous laisser un drôle de goût dans la bouche, lui dis-je, m'essuyant aussi les lèvres instinctivement.

— Pas tant mauvais qu'on pourrait le croire, me répondit-il calmement. On se fait à tout — avec le temps. Non, ça n'avait pas si mauvais goût que ça... l'idée est pire que la chose. C'est égal, jamais je n'aurais pensé, quand je quittai l'Angleterre et le confort de mon home, que je devrais gagner ma vie à cracher ces trucs-là. On se fait à tout pratiquement, quand il n'y a pas moyen de faire autrement. »

Je pensais de même. Je pensais à l'époque où je brûlais les broussailles dans une orangeraie de Chula Vista. Dix heures par jour sous un soleil d'enfer, à courir d'un brasier à l'autre, et la morsure des mouches à devenir fou. Et tout cela pourquoi ? Pour me prouver que j'étais un homme, je suppose, et que je pouvais tenir le coup. Et cette autre époque encore où j'étais fossoyeur — histoire de montrer que je n'avais peur d'aucune tâche. Fossoyeur ! Un volume de Nietzsche sous le bras, m'efforçant d'apprendre par cœur le Second Faust, durant le trajet aller-retour de mon travail. Ma foi, comme dit le steward, « *jamais les Anglais ne jouent de tours de vache* ». Le bateau s'arrête. Un autre verre de bière pour noyer le goût des couilles de mouton, et un bon petit pourboire au garçon, à seule fin de prouver que les Américains aussi remboursent parfois leurs dettes. Dans l'enthousiasme général, je me retrouve seul derrière un énorme Anglais à casquette à carreaux et en manteau géant. Débarquant en tout autre pays, cette casquette à carreaux serait ridicule, mais comme elle est chez elle ici, mon Anglais peut faire ce que bon lui semble ; qui plus est, je ne suis pas loin de l'en admirer, tant il y puise un air d'importance et d'indépendance. Je commence à croire qu'après tout ces gens ne sont pas si mal que ça.

Sur le pont, ténèbres et bruine. La dernière fois que j'avais poussé jusqu'en Angleterre, j'avais remonté la Tamise ; il faisait noir aussi, il bruinait, les visages étaient gris cendre, les uniformes noirs, les maisons sévères et sales. Et tout en haut de High Holborn Street, chaque matin, je m'en souviens, défilait devant moi le cortège le plus respectable, le plus lamentable, le plus désolant de mendiants que Dieu ait jamais faits. Mendiants gris et aqueux, en chapeaux melon et jaquettes, avec cet air absurde de respectabilité que les Anglais sont seuls à pouvoir prendre dans l'adversité. Et maintenant ils parlent, je les entends mieux et je suis forcé d'admettre que leur langue ne me plaît pas du tout : huileuse, boueuse, servile, onctueuse. Je devine la ligne de démarcation des classes, la frontière des accents. L'homme à la casquette à carreaux et au manteau est devenu soudain une espèce d'âne pompeux ; on dirait qu'il parle choctaw aux porteurs. Les monsieur succèdent aux monsieur. Vous permettez, *monsieur* ? Par où, *monsieur* ? Bien, *monsieur*. Non, *monsieur*. Du diable si ça ne me donne pas envie de ramper, tous ces « bien, monsieur », « non, monsieur ». *Et mon cul*, me dis-je à voix basse.

Au Service de l'Immigration. On fait queue. J'attends mon tour. Les salauds de riches d'abord, naturellement. On avance au compte-gouttes. Ceux qui sont déjà passés montrent leurs bagages à la douane, sur le quai. Les porteurs s'affairent, chargés comme des ânes, à ployer. Dans ma main, passeport, billet, fiches de bagages. J'arrive en face du type, je tends mon passeport. Il consulte l'énorme feuille blanche à côté de lui, trouve mon nom, le coche.

« Combien de temps avez-vous l'intention de passer en Angleterre, monsieur Miller ? »

Il tient dans sa main le passeport, comme s'il allait me le rendre.

« Une semaine ou deux.

— Vous allez à Londres, n'est-ce pas ?

— Oui.
— A quel hôtel descendez-vous, monsieur Miller ? »
La question me fait sourire.
« Ma foi, je n'en sais rien, souriant toujours. Peut-être pourriez-vous m'en recommander un ?
— Avez-vous des amis à Londres, monsieur Miller ?
— Aucun.
— Qu'allez-vous faire exactement à Londres, si vous me permettez ?
— Ce que je vais faire, prendre un peu de vacances. »
Sourire aux lèvres toujours.
« Vous avez sans doute l'argent nécessaire pour la durée de votre séjour en Angleterre ?
— J'imagine que oui. »
Toujours nonchalant, toujours souriant. Et me disant en moi-même : « Tu parles d'une sinécure, de se tirer de leurs questions en bluffant ainsi. »
« Vous ne verrez pas d'inconvénient à me montrer votre argent, monsieur Miller ?
— Assurément aucun. »
Et j'extirpe de mes profondes les débris de mon billet de cent francs. Mes voisins rient. J'essaie de rire aussi, mais sans trop de succès. Quant à mon inquisiteur, il pousse un faible et bref gloussement et me regardant droit dans les yeux dit, mettant dans ses mots tout le sarcasme dont il est capable :
« Vous ne comptiez pas faire un très long séjour à Londres avec ça, monsieur Miller, n'est-ce pas ? »
Toujours ce *monsieur Miller* collé comme une étiquette à chaque phrase ! Je commence à le détester, ce fils de pute. En outre, ça commence à devenir gênant.
« Écoutez, toujours aimable et nonchalant en apparence, je n'ai pas l'intention de passer mes vacances avec ça. Sitôt descendu à l'hôtel, je dois télégraphier. J'ai quitté Paris en hâte et... »
Il coupe court. Puis-je lui donner le nom de ma banque à Paris ? Il désirerait vivement le connaître.
« Je n'ai pas de compte en banque », dois-je avouer.
Très mauvaise impression, je m'en rends compte aus-

sitôt. Je sens grandir autour de moi l'hostilité générale. Ceux qui tenaient leurs valises les posent, comme s'ils savaient en avoir pour un bout de temps. Le passeport que le type gardait jusqu'alors dans sa main, comme un petit testament, il le pose sur le comptoir, devant lui, et l'y tient appliqué, du bout extrême des doigts, comme une écrasante pièce à conviction.

« D'où comptiez-vous recevoir cet argent, monsieur Miller ? me demande-t-il, d'un ton plus exquis que jamais.

— Mais, d'un de mes amis, l'homme qui habite avec moi à Paris.

— A-t-il un compte en banque ?

— Non, mais il travaille. A la *Chicago Tribune*.

— Et selon vous, il doit vous faire parvenir l'argent nécessaire à vos vacances ?

— Ce n'est pas une opinion ; c'est une certitude, répondis-je aigrement. Ce que je vous raconte n'est pas une histoire à dormir debout. Je vous ai dit que j'étais parti brusquement. En partant, il était entendu qu'il me ferait parvenir l'argent dès mon arrivée à Londres. D'ailleurs, il s'agit de *mon* argent, non du sien.

— Vous lui avez confié votre argent, plutôt que de le confier à une banque, alors, monsieur Miller ?

— Ma foi, commençant à perdre patience, il ne s'agit pas d'une si grosse somme d'argent, vous savez ; et puis tout cela n'a pas de sens. Si vous ne me croyez pas, je suis prêt à rester ici pendant que vous enverrez un télégramme pour vérifier mes dires.

— Minute, monsieur Miller ! Vous dites que vous vivez ensemble, tous deux... à l'hôtel ou en appartement ?

— En appartement.

— Et l'appartement est à votre nom ?

— Non. Au sien. C'est-à-dire — il est à nous deux, mais à son nom, parce qu'il est français et que c'est plus simple.

— Et c'est lui qui a la garde de votre argent ?

— Non, pas toujours. Comprenez-moi : je suis parti dans des circonstances qui n'étaient pas très ordinaires. Je...

— Minute, monsieur Miller ! »

Et le voilà qui me fait signe de sortir de la file. En même temps il appelle un de ses assistants et lui tend mon passeport. L'autre le prend et disparaît derrière un paravent, un peu plus loin. Pour moi, je reste là, planté, à regarder passer les autres.

« Vous pourriez aller faire examiner vos bagages, pendant ce temps. »

Sa voix me parvient comme à travers une transe. Je vais au hangar, où j'ouvre mes bagages. Le train nous attend. Il a tout d'un attelage de chiens esquimaux tirant sur la laisse. La locomotive lâche des jets de fumée et de vapeur. Pour finir, je reviens prendre place devant mon interlocuteur. Les quelques passagers qui restent subissent leur interrogatoire à toute vitesse.

C'est au tour du grand type mince de sortir de derrière le paravent et de s'amener, mon passeport à la main. Il a l'air d'avoir décidé d'avance que je suis un malfaiteur.

« Vous êtes citoyen américain, monsieur Miller ?

— De toute évidence. »

J'ai compris que celui-là n'aura pas de pitié. Il n'y a pas un brin de bienveillance en lui.

« Depuis combien de temps vivez-vous en France ?

— Deux ou trois ans, j'imagine. La date est là ; vous n'avez qu'à regarder vous-même... Et *pourquoi* ? Qu'est-ce que ça a à voir ?

— Vous aviez l'intention de passer plusieurs mois en Angleterre, n'est-il pas vrai ?

— Pas le moins du monde. Je ne comptais pas y passer plus de sept à dix jours. Mais à présent...

— Et vous avez demandé un visa pour un an, quand votre séjour devait être d'une semaine.

— J'ai aussi pris un billet aller-retour, pour ne rien vous cacher.

— Il est toujours possible de jeter le coupon de retour, la bouche en coin, malignement.

— Bien sûr, si on est idiot. Je ne saisis pas. Et d'ailleurs, pour tout dire, j'en ai assez de ces fariboles. Je passerai la nuit à Newhaven et je prendrai le prochain bateau qui rentre. Je ne suis pas forcé de passer mes vacances en Angleterre.

— Doucement, monsieur Miller. Je crois qu'il nous faut aller un peu plus au fond de cette histoire. »

Sur quoi j'entendis le sifflet du chef de gare. Tout le monde était monté ; le train partait. Je pensai à ma malle, que j'avais enregistrée pour Londres. Elle contenait presque tous mes manuscrits avec ma machine à écrire. « Du propre ! me dis-je. Et tout cela, à cause de cette monnaie de singe que j'avais étalée sur le comptoir. »

Le petit gros au masque imperturbablement exquis nous avait rejoints maintenant. Il avait l'air de vouloir s'en payer une pinte.

Le train était parti, je l'entendais rouler au loin ; je me résignai à subir leur inquisition. Et de me dire dans mon for intérieur : « Maintenant que tu es baisé, reste à voir combien de temps ils vont s'amuser à prolonger l'agonie. » Cependant, je commençai par réclamer mon passeport. S'ils voulaient me cuisiner encore — d'accord. Que faire à cette heure de la nuit ? Avant de faire un tour dans Newhaven, je pouvais me payer le luxe d'écouter jusqu'au bout la musique.

A ma grande stupeur, le grand type mince refusa de me rendre mon passeport. Cela m'enragea. J'exigeai d'eux qu'ils me disent s'il n'y avait pas de consulat américain à proximité.

« Écoutez, dis-je, vous êtes libres de penser ce qu'il vous plaît, mais ce passeport m'appartient, je veux que vous me le rendiez.

— Il ne sert à rien de vous énerver, monsieur Miller. On vous rendra votre passeport avant que vous partiez. Mais j'aimerais d'abord vous poser quelques questions... Vous êtes marié, apparemment. Votre femme vit-elle avec vous — avec votre ami et vous ? Ou bien est-elle en Amérique ?

— Je ne vois pas très bien en quoi ceci vous regarde, dis-je. Mais puisque vous avez levé ce lièvre, je vais vous faire une confidence. La raison pour laquelle je suis parti en emportant si peu d'argent, c'est que j'ai laissé l'argent de mon voyage à ma femme, avant de quitter Paris. Nous sommes en instance de séparation, elle doit rentrer en Amérique dans quelques jours. Je lui ai fait cadeau de cet argent parce qu'elle est fauchée.

— Puis-je vous demander à combien s'élevait la somme ?

— Vous me posez tant de sacrées questions sans en avoir le droit, que je ne vois pas pourquoi vous ne me poseriez pas celle-là, pendant que vous y êtes. Je lui ai donné environ soixante livres, pour tout vous dire. Attendez, peut-être ai-je encore la fiche de change dans mon portefeuille... »

Et je fis le geste de tirer mon portefeuille pour y chercher la fiche en question.

« C'était un geste plutôt inconsidéré, ne trouvez-vous pas, que de donner tout cet argent à votre femme et de venir en Angleterre sans un sou, pour ainsi dire ? »

Je lui retournai un sourire aigre. Mon brave homme, j'ai essayé de vous expliquer que je ne viens pas en Angleterre ès qualités de mendiant. Si vous m'aviez permis d'aller à Londres et de câbler qu'on m'envoie de l'argent, tout se serait arrangé. J'imagine que c'est perdre son temps que de vous répéter cela, mais faites un effort pour comprendre, voulez-vous ? *Je suis écrivain.* Mes actes sont des impulsions. Je n'ai pas de compte en banque et je ne tire pas de plans des années à l'avance. Quand l'envie me prend de faire quelque chose, je le fais. Pour une raison que j'ignore, vous avez l'air de croire que l'envie m'a pris de venir en Angleterre afin de... franchement, j'ignore ce que diable vous pouvez bien avoir dans le crâne. Je voulais venir en Angleterre pour entendre parler anglais, c'est tout, comprenez-vous ?... et en partie aussi pour échapper à ma femme. Est-ce clair ?

« Plutôt, dit le grand type mince. Vous voulez semer votre femme et la laisser à la charge de l'Assistance. Comment pouvez-vous savoir si elle ne vous suivra pas ici ? Et comment assumerez-vous sa charge en Angleterre — sans un sou ? »

J'avais l'impression de parler à un mur, un mur en pierre. A quoi bon répéter ma petite histoire ?

« Écoutez, dis-je, personnellement, je me moque de ce qui peut lui arriver. Si l'Assistance doit la prendre à sa charge, c'est son affaire, non la mienne.

— Vous dites que vous travaillez pour la *Chicago Tribune* ?

— Je n'ai jamais rien dit de tel. J'ai dit que mon ami, l'homme qui devait m'envoyer de l'argent, *lui*, travaille à la *Chicago Tribune*.

— Vous n'avez donc jamais travaillé pour ce journal ?

— Si, à un moment, mais plus maintenant. Ils m'ont saqué il y a quelques semaines. »

Il saisit la balle au bond.

« Ah ! ah ! Mais alors, vous voyez bien que vous avez travaillé pour ce journal à Paris ?

— Je viens de vous le dire ! Et pourquoi ? Pourquoi cette question ?

— Monsieur Miller, pouvez-vous me montrer votre carte d'identité ?... Car je suppose que vous *devez* avoir une carte d'identité, puisque, selon vous, vous vivez à Paris. »

Je sortis ma carte. Tous deux se penchèrent, l'examinant minutieusement.

« C'est une carte de non-travailleur — cependant vous travailliez pour la *Chicago Tribune* en qualité de correcteur. Comment expliquez-vous cela, monsieur Miller ?

— Non, je suppose que je ne pourrai jamais vous faire comprendre cela. Je suppose qu'il est vain d'essayer de vous faire comprendre que je suis citoyen américain, que la *Chicago Tribune* est un journal américain et que par conséquent...

— Je m'excuse de cette question, mais pourquoi vous a-t-on renvoyé de ce journal ?

— C'est là précisément que je voulais en venir. Voyez-vous, les fonctionnaires français, les ronds-de-cuir de là-bas, ont apparemment la même façon de voir que vous. Peut-être m'aurait-on gardé au *Chicago Tribune* s'il ne s'était aussi trouvé que je suis un très mauvais correcteur. Voilà exactement pourquoi l'on m'a saqué, si vous voulez savoir.

— Vous avez l'air d'en être plutôt fier.

— Ma foi oui. Ça me paraît être une preuve d'intelligence.

— Mais, ayant perdu votre place à la *Tribune*, vous avez pensé que vous viendriez vous reposer un peu en Angleterre ? Et vous vous êtes muni d'un visa pour un an et d'un billet aller et retour ?

— Et puis aussi, je voulais entendre parler anglais et échapper à ma femme », ajoutai-je.

Sur quoi, le petit type à face de lune prit la parole. Le grand semblait enclin à renoncer à poursuivre la bagarre.

« Vous êtes écrivain, monsieur Miller ?

— Oui.

— C'est-à-dire que vous écrivez des livres et autres choses de ce genre ?

— Oui.

— Vous écrivez pour des revues américaines ?

— Oui.

— Lesquelles ?... Pouvez-vous m'en nommer ?

— Certainement. *The American Mercury, Harper's, Atlantic Monthly, Scribner's, The Virginia Quaterly, The Yale Review*...

— Un instant. »

Il revint à son guichet, se pencha, sortit un énorme et pesant annuaire. « American Mercury... American Mercury... » Il marmottait obstinément, tout en tournant les pages, du pouce : « Henry V. Miller... Henry V. Miller... »

« Cette année-ci, ou l'an dernier, monsieur Miller ?

— Cela pourrait bien être il y a trois ans — *pour le Mercury* », dis-je avec douceur.

Apparemment, il n'avait sous la main aucun annuaire qui remontât aussi loin. Pouvais-je lui donner le nom d'une revue où j'avais écrit durant ces une ou deux dernières années ? Je lui dis que non, j'avais été trop occupé à écrire un livre, ces deux dernières années.

Le livre avait-il été publié ? Comment s'appelait l'éditeur américain ?

« C'était un Anglais qui l'avait publié, lui dis-je.

— Quel était le nom de l'éditeur ?

— The Obelisk Press. »

Il se gratta le crâne. « *Anglais*, l'éditeur ? » Il avait l'air de ne pouvoir se souvenir d'aucune firme anglaise de ce nom. Il fit appel à son comparse, qui avait disparu derrière le paravent en emportant mon passeport. Il hurla : « Connaissez ça, vous, Obelisk Press ? »

J'estimai alors opportun de lui dire que mon éditeur anglais était installé à Paris. Je crus qu'il allait devenir enragé. Un éditeur anglais installé à Paris ! C'était une violation des lois naturelles. Mais enfin, pour autant, quels étaient les titres des livres ?

« Il n'y en a qu'un, dis-je. Il s'appelle *Tropic of Cancer.* »

Cette fois, je crus qu'il allait avoir un accès. Sur l'instant, je ne compris pas ce qui lui arrivait. Finalement il parut se ressaisir quelque peu et, de la voix la plus suave, la plus sarcastique qu'on puisse imaginer, me dit :

« Voyons, monsieur Miller, vous n'allez pas me dire que vous écrivez aussi des ouvrages de *médecine* ? »

Ce fut mon tour d'être confondu. Ils étaient là, tous les deux, me perçant du regard avec leurs méchants petits yeux en vrille.

« Le *Tropic of Cancer*, repris-je lentement, solennellement, n'est *pas* un ouvrage de médecine.

— Qu'est-ce que c'est, alors ? s'écrièrent-ils ensemble.

— Le titre, répondis-je, est symbolique. Le Tropique du Cancer est le nom que l'on donne dans les livres à une zone tempérée qui s'étend au-dessus de l'Équateur. Sous l'Équateur, c'est le Tropique du Capricorne, la zone tempérée sud. Bien entendu, mon livre n'a non plus rien à voir avec la climatologie, à moins qu'il ne s'agisse d'une sorte de climat mental. Cancer est un mot qui m'a toujours intrigué : on le retrouve également là où il est question du Zodiaque. Étymologiquement, il vient de chancre, qui signifie crabe. En symbolique chinoise, c'est un signe d'une haute importance. Le crabe est la seule créature vivante qui peut marcher indifféremment dans tous les sens : à reculons ou devant soi, aussi bien qu'obliquement. Bien entendu, mon livre ne traite pas explicitement de toutes ces questions. C'est un roman, ou mieux un document autobiographique. Si j'avais ma malle sous la main, j'aurais pu vous en montrer un exemplaire. Je crois qu'il vous intéresserait. Soit dit en passant, la raison pour laquelle on l'a publié à Paris, c'est qu'il est trop obscène pour voir le jour en Angleterre ou en Amérique. Il y est un peu trop question de chancre — je ne sais si vous me saisissez... »

Ces derniers mots mirent le point final à la discussion. Le grand type mince rangea sa serviette, mit son chapeau, son pardessus et attendit impatiemment que le petit bonhomme fût prêt. Je redemandai mon passeport. Le grand type mince plongea derrière le paravent et me le rapporta. Je l'ouvris : énorme et noir, un X barrait mon visa. Cela mit le comble à ma rage. C'était comme une marque noire d'infamie sur ma réputation.

« Où est-ce qu'on peut passer la nuit, dans ce bled ? demandai-je, mettant dans ces mots tout le mépris et le venin dont j'étais capable.

— Le policeman y pourvoira », me répondit le gros, avec un sourire de côté en me tournant le dos.

Là-dessus, je vois un géant vêtu de noir, face de cadavre et casque énorme, surgir à ma rencontre, des lointaines ténèbres d'un recoin.

« Qu'est-ce à dire ? hurlai-je. Vous m'arrêtez, maintenant ?

— Non, non, monsieur Miller, je n'irai pas jusque-là. Ce policeman s'occupera de vous loger pour la nuit et, demain matin, vous conduira à bord du bateau pour Dieppe. »

Et s'en va.

« D'accord, dis-je. Mais je vous promets que vous me reverrez, peut-être pas plus tard que la semaine prochaine. »

Entre-temps, le policeman m'avait rejoint et saisi par le bras. J'étais blanc de rage, mais cette ferme étreinte sur mon bras me disait assez qu'il était vain d'en dire plus long. La mort n'a pas la poigne plus solide.

Pendant que nous nous dirigions vers la porte, j'expliquai très calmement au policeman que ma malle était partie pour Londres et qu'elle contenait tous mes manuscrits, avec des tas d'autres choses.

« On peut toujours arranger ça, monsieur Miller, me dit-il — sa voix était paisible, basse, régulière — vous n'avez qu'à venir avec moi. »

Et de mettre le cap sur le bureau du télégraphe. Je lui donnai le fric nécessaire et il m'assura, de sa voix paisible et sans heurt, que le matin même je rentrerais en possession de mon bien, le matin même avant toute chose. Au ton de sa voix, je compris que c'était un homme de parole. Je ne sais pourquoi, instantanément il m'inspira le respect. Ce qui ne m'empêchait pas de souhaiter qu'il me lâchât le bras. Après tout, merde, je n'étais pas un criminel ; à supposer même que l'envie me prît de mettre les bouts, où aurais-je pu aller ? Pas moyen de sauter dans la mer, ou quoi ? Mais il ne servait à rien de l'entreprendre : cet homme était aux ordres ; un coup d'œil suffisait pour comprendre qu'il était dressé comme un chien. Avec douceur et fermeté, il m'escorta jusqu'au violon. Il nous fallut traverser un tas de pièces et de vestibules vides et mal éclairés, avant de parvenir dans cet antre. A chaque porte qu'il ouvrait, il faisait halte et, sortant un trousseau de clefs, bouclait l'issue derrière nous. C'était impressionnant. Cela ne tarda pas à me donner un petit frisson qui n'était pas désagréable. C'était à la fois effrayant et grotesque. Dieu sait ce qu'il aurait fait si j'avais été pour de bon un dangereux criminel. J'imagine qu'il aurait commencé par me passer les menottes. Toujours est-il que nous finîmes par arriver au violon, sorte d'énorme et lugubre salle d'attente, à peine éclairée. Pas une âme qui vive. Rien que quelques bancs, interminables et vides — du moins ce fut ce qu'il me sembla.

« C'est ici que nous passons la nuit », dit le policeman de la même voix paisible et régulière.

Bonne voix de bonne race, vraiment. Je commençais à l'aimer, cet homme.

« Vous trouverez un lavabo là-dedans, ajouta-t-il, montrant une porte dans mon dos.

— Je n'ai pas besoin de me laver, dis-je. Mais j'aimerais bien poser culotte.

— C'est par là », me répondit-il.

Et ouvrant la porte, il me donna la lumière.

Je pénétrai dans ce lieu, retirai manteau et veste, m'accroupis sur le siège. Soudain, alors que j'étais assis, occupé à chier, je levai la tête — stupeur ! Le policeman était installé près de l'entrée, sur un petit tabouret. Je n'irai pas jusqu'à dire qu'il me surveillait, mais certainement il m'avait à l'œil, comme on dit. Du coup, mes boyaux se congelèrent. « *Ça*, me dis-je, ça, par exemple, c'est la fin de tout ! » Et sur-le-champ, je gravai cet incident dans ma mémoire, me jurant de le mentionner dans mes écrits.

En me boutonnant, je ne pus m'empêcher de lui exprimer modérément mon étonnement. Il prit mes paroles du bon côté, me répondant très simplement que ses fonctions l'exigeaient.

« Je dois vous garder en observation jusqu'à ce que je vous aie remis au capitaine, demain matin, m'expliqua-t-il. Tels sont les ordres que j'ai reçus.

— Y a-t-il parfois des gens qui essaient de se sauver ?

— Pas très souvent, me dit-il. Mais les affaires ne sont pas brillantes aujourd'hui, vous savez, et il y a des tas de gens qui voudraient se faufiler en Angleterre, qui ne sont pas d'ici. Des gens qui cherchent du travail, vous savez.

— Oui, je sais, dis-je. C'est la crise... »

J'allais et venais à pas lents dans l'énorme salle d'attente. Soudain je sentis la fraîcheur. J'allai prendre, sur un gros banc où je l'avais laissé, mon pardessus et je le jetai sur mes épaules.

« Voulez-vous que je fasse un peu de feu, monsieur ? » me demanda tout à coup le policeman.

Je trouvai que, de sa part, c'était faire preuve d'une sacrée considération, que de me poser ce genre de question ; je répondis donc :

« Ma foi, je ne sais. Et *vous* ? En avez-vous envie aussi ?

— Là n'est pas la question, monsieur, me dit-il. Le fait est que légalement vous avez droit à du feu, si vous le désirez.

— Au diable ! lui dis-je. L'important, c'est de savoir si c'est ennuyeux ou non. Peut-être pourrais-je vous aider ?

— Non, non. Il est de mon devoir de vous faire du feu si vous le désirez. Je n'ai rien d'autre à faire que de m'occuper de vous.

— Eh bien, dans ce cas, va pour le feu, dis-je. Ainsi donc, légalement, on a droit à du feu. Dieu me damne. »

Le feu allumé, mon policeman me suggéra de m'étendre sur un banc et de me mettre à mon aise. Il alla dénicher quelque part un coussin et une couverture. Et me voilà étendu, contemplant le feu et songeant comme étrange est ce monde, après tout. Je veux dire : combien d'une part on vous malmène, pour, d'autre part, vous dorloter comme un bébé. Et tout cela est porté en due place sur le même registre, figure dans des colonnes, comme doit et avoir sur un livre de comptes. Le comptable qui inscrit les entrées, et que nul ne voit, c'est le gouvernement ; et le policeman n'est rien, qu'une sorte de tampon buvard humain qui sèche l'encre. S'il vous arrive de recevoir un coup de pied au cul ou d'avaler de force une couple de dents, ce sera gratis et n'entre pas en ligne de compte.

Le policeman avait pris place sur son petit tabouret, au coin du feu, et lisait un journal du soir. Il allait s'asseoir et lire un brin, me déclara-t-il, en attendant que je m'endorme. Il me dit ça gentiment, en bon voisin, sans malice, sans sarcasme. C'était une autre graine que les deux chameaux que je venais de quitter, incontestablement.

Un moment, je le regardai lire son journal, puis je me mis à lui parler, d'homme à homme, c'est-à-dire, pas comme s'il était le policeman et moi le prisonnier. Il ne manquait pas d'intelligence, ni de sensibilité. En fait il me faisait penser, de façon très frappante, à un beau lévrier, pur sang, bonne race en tout cas. Tandis que mes deux autres faces de pet, qui, eux aussi, remplissaient leur devoir envers le gouvernement, n'étaient qu'une paire impressionnante de fumiers et de sadiques, de bas, méchants et serviles salopards qui jouissaient en faisant leur sale boulot pour le compte du gouvernement. Je suis certain que s'il était arrivé à ce policeman de tuer quelqu'un dans l'exercice de ses fonctions, on le lui eût pardonné sans peine. Mais cette paire de maquereaux ! Pouah ! De dégoût je crachai dans le feu.

J'étais curieux de savoir si mon policeman se laissait jamais aller sérieusement à lire. A ma grande surprise, il m'avoua avoir lu Shaw, Belloc et Chesterton — et un peu Somerset Maugham. *Of Human Bondage*, à son sens, était un grand livre. J'étais de cet avis et je marquai mentalement un point de plus en faveur du policeman.

« Et vous écrivez, vous aussi ? me dit-il très doucement, presque timidement, me sembla-t-il.

— Un petit peu », dis-je, avec réserve.

Et puis tout à coup, bafouillant, bégayant, je me mis à lui raconter ce qu'était *Tropic of Cancer*. Je lui parlai des rues et des cafés. Je lui dis comment j'avais voulu mettre tout ça dans mon livre et que j'ignorais si j'y avais réussi ou non.

« Mais c'est une œuvre *humaine*, dis-je, me levant de mon banc et m'approchant tout près de lui. Et je vais vous dire quelque chose, sergent, vous me frappez comme étant très humain, vous aussi. Je suis ravi d'avoir passé cette soirée avec vous, et je veux que vous sachiez tout le respect, toute l'admiration que j'ai pour vous. Si vous ne pensez pas que ce soit manque de pudeur de ma part, eh bien, j'aimerais vous envoyer un exemplaire de mon livre, quand je serai de retour à Paris. »

Il inscrivit sur mon carnet son nom et son adresse et me déclara qu'il se ferait un grand plaisir de lire mon livre.

« Vous êtes un homme très intéressant, me dit-il, et je suis désolé que nous ayons dû faire connaissance en de si pénibles circonstances.

— Bon, bon, n'en parlons plus, rétorquai-je. Et maintenant, que diriez-vous d'un petit somme, hein ?

— Ma foi, me dit-il. Vous pouvez vous étendre à l'aise

sur ce banc. Moi, je m'en vais somnoler un peu sur ce tabouret. A propos, ajouta-t-il, voulez-vous que je vous commande un petit déjeuner, demain matin ? »

Je me dis que ma foi c'était vraiment un assez chic type — on ne fait pas plus brave. Et là-dessus, fermai les yeux et m'assoupis.

Le matin venu, le policeman me conduisit à bord et me remit au capitaine. Il n'y avait encore personne sur le pont. Je saluai de la main le policeman, puis, debout à la proue, je regardai longuement, un bon coup, l'Angleterre. C'était un de ces matins calmes, paisibles — ciel clair et mouettes dans le vent. Toujours, lorsque je regarde de la mer l'Angleterre, je demeure frappé par la douceur, la paix, la somnolence du paysage. L'Angleterre descend si gentiment dans la mer, que c'en est presque touchant. Tout a un air si tranquille de civilisation. Je demeurai là, regardant Newhaven, les yeux pleins de larmes. Je me demandai où le steward pouvait bien demeurer, s'il était levé, en train de prendre son petit déjeuner ou de bricoler dans son jardin. En Angleterre, chacun *doit* avoir son jardin : il ne saurait en être autrement, ça se sent immédiatement. Tel quel, on n'aurait pu rêver plus belle journée et l'Angleterre n'aurait pu se montrer sous un jour plus aimable, plus attrayant qu'en ce moment-là. Je me souvins du policeman : comme il allait bien avec ce paysage ! Je veux qu'il sache, si jamais il lui arrive de lire ces lignes, combien je regrette, considérant sa gentillesse et sa délicatesse, d'avoir été contraint de me déculotter devant lui. S'il avait pu me venir à l'idée qu'il allait s'asseoir là, sur son tabouret, et me guigner du coin de l'œil, je me serais retenu jusqu'à ce que nous soyons en mer. Je veux qu'il sache cela. Quant à ma paire de chameaux, je tiens à les prévenir ici que si jamais je viens à les rencontrer encore dans ma vie, je leur crache dans l'œil. Et puisse la malédiction de Job peser sur eux pour le reste de leur vie ! Puissent-ils connaître les affres de la mort et crever en terre étrangère !

L'un des plus beaux matins que j'aie jamais vus. Le petit village de Newhaven blotti dans ses falaises de craie blanche. Limites de la terre, où la civilisation glisse doucement dans la mer. Longtemps je demeurai là, perdu dans ma rêverie, tout envahi de paix profonde. En de tels instants, il semble que tout ce qui peut vous arriver est pour le mieux. Debout donc, ainsi, calme et paisible, j'en vins à penser à notre New Haven à nous (dans le Connecticut), où j'étais allé un jour rendre visite à un type qui était en prison. Un type qui avait travaillé pour moi comme garçon de courses, et nous étions devenus amis. Puis un jour, dans une crise de jalousie, il avait tiré sur sa femme et ensuite sur lui-même. Par bonheur, ils s'en étaient remis tous deux. Après son transfert de l'hôpital à la prison, j'étais allé le voir ; nous avions eu une longue conversation à travers un grillage en acier. En sortant de la prison, j'avais soudain remarqué combien il faisait beau dehors et, cédant à mon premier mouvement, j'étais allé jusqu'à une plage proche me tremper dans l'eau. L'une des journées les plus étranges que j'aie passées au bord de l'océan. Lorsque mes pieds quittèrent le plongeoir, j'eus l'impression que je prenais congé de ce monde pour l'éternité. Je n'essayai pas de me noyer, mais je me fichais éperdument qu'un accident pût m'arriver. C'était merveilleux, cette impression de plonger en laissant le monde derrière soi — le monde et toute cette crotte humaine que nous glorifions du nom de civilisation. Quoi qu'il en soit, en revenant à la nage, il me parut que je regardais le monde avec des yeux neufs. Tout était différent. Les gens avaient l'air curieusement séparés, détachés, assis à l'entour comme des phoques se séchant au soleil. Ce que j'essaie d'exprimer, c'est qu'ils avaient l'air totalement dénués de signification. Ils faisaient partie du paysage, un point c'est tout, au même titre que le roc et les arbres et les vaches dans les prés. Comment ils avaient pu revêtir une telle et colossale importance en ce monde, c'était mystère pour moi. Ils m'apparaissaient, de toute évidence, distinctement, comme autant d'objets naturels, d'animaux ou de plantes. Je sentis ce jour-là que je pourrais commettre le plus abominable des crimes en toute clarté d'esprit et de conscience. Un crime gratuit. Oui, c'était bien cela que je ressentais, profondément : tuer un innocent, gratuitement.

Dès que le bateau piqua du nez en direction de Dieppe, ma pensée se mit à changer de tournure. Jamais je n'étais sorti de France jusqu'alors, et voici que je revenais, frappé de disgrâce, avec, sur mon visa, cette marque noire. Qu'allaient dire les Français ? Peut-être allaient-ils me cuisiner à leur tour. Quelles étaient mes occupations en France ? Comment est-ce que je gagnais ma vie ? Est-ce que je n'ôtais pas le pain de la bouche des travailleurs français ? Étais-je susceptible de tomber à la charge de l'État ?

Je fus pris tout à coup de panique. Et s'ils allaient refuser de me laisser rentrer à Paris ? S'ils allaient me transférer à bord d'un autre bateau et me réexpédier en Amérique ? Une trouille terrible me saisit. L'Amérique ! Être réexpédié à New York et laissé choir dans un coin comme un chargement de pommes pourries ! Non, si jamais on essayait de me jouer ce tour, je sauterais par-dessus bord. L'idée de retourner en Amérique m'était intolérable. C'était Paris que je voulais revoir. Plus jamais je ne me plaindrais de mon sort. Peu importait si je devais finir mes jours à Paris dans la peau d'un mendiant. Mieux valait être mendiant à Paris que millionnaire à New York !

Je me mis à répéter un discours magnifique, en français, que j'adresserais aux fonctionnaires. Si minutieux, si mélodramatique, ce discours, que la traversée de la Manche passa comme un rêve. Je m'essayais à conjuguer un verbe au subjonctif quand la terre montra soudain le nez, en même temps que les passagers s'entassaient contre le bastingage. « L'heure est venue, me dis-je. Courage, mon petit vieux, et ouvre la cage aux subjonctifs ! »

Instinctivement, je me tins à l'écart des autres, comme pour ne pas les contaminer. Je ne savais pas au juste ce que serait la procédure, au débarqué — si j'allais trouver un agent chargé de m'accueillir ou si un type allait me sauter dessus, à l'abordage, dans l'instant où je poserais le pied sur la passerelle. Tout se passa plus simplement que je ne l'anticipais dans mon anxiété. Le bateau entrait à quai quand le capitaine s'avança et, m'empoignant par le bras tout comme l'avait fait le policeman, me conduisit au bastingage, bien en vue de la terre. Lorsqu'il eut attiré l'attention de l'homme qu'il cherchait des yeux sur le quai, il leva très haut la main gauche, l'index pointé vers le ciel, puis me montra du geste. C'était comme s'il eût dit : *Et un !* Un chou, un ! Une tête de bétail, une ! J'étais plus stupéfait que honteux. C'était si direct, si logique aussi, qu'il était bien difficile d'en faire une histoire. Après tout, je me trouvais sur un bateau, ce bateau accostait, j'étais le type qu'on cherchait et à quoi bon câbler, à quoi bon téléphoner quand tout ce qu'on a à faire, c'est de lever le bras et de pointer le doigt, ainsi ? Pouvait-on trouver rien de plus simple et de moins coûteux ?

Quand il me fut possible d'observer l'homme aux mains duquel on me remettait, tout mon courage m'abandonna. C'était une espèce d'énorme brute, avec une paire d'énormes barreaux noirs en guise de moustache, et un non moins énorme melon, qui lui écrasait à moitié les oreilles, lesquelles il avait grosses et appétissantes. Même à distance, ses mains avaient l'air d'énormes jambons. Et lui aussi était tout de noir vêtu. Les dieux m'étaient évidemment contraires.

En descendant la passerelle, je m'efforçai désespérément de me rappeler certains fragments du discours que j'étais encore en train de répéter quelques instants auparavant. Pas moyen de me souvenir de la moindre phrase. Tout ce que je pouvais me rappeler, et je le ressassais sans fin, c'était : « Oui, monsieur, je suis un Américain — mais je ne suis pas un mendiant. Je vous jure, monsieur, je ne suis pas un mendiant.

— Votre passeport, s'il vous plaît !

— Oui, monsieur. »

Je savais que mon destin était de dire « Oui, monsieur », à n'en plus finir. Chaque fois que je sortais ces deux mots, je m'insultais intérieurement pour les avoir prononcés. Mais qu'y faire ? Quelle est la première chose qu'on vous tambourine dans le crâne, quand vous arrivez en France... *Oui, monsieur ! Non, monsieur !* On se sent d'abord comme un hanneton. Et puis on finit par en prendre l'habitude et par le dire inconsciemment, et si le type d'en face oublie de s'en servir, ça se remarque et on lui garde un chien de sa chienne. Si jamais il vous arrive une histoire, quelle est la première chose qui vous vient aux lèvres ? « *Oui, monsieur !* » qu'on dit, comme ferait un vieux bouc.

Quoi qu'il en soit, je n'eus pas à le dire plus d'une ou deux fois, parce que, tel le policeman, mon bougre était du type silencieux. Toute sa fonction consistait, comme j'eus le bonheur de le découvrir, à m'escorter jusqu'au bureau d'un autre fonctionnaire qui me redemanda mon passeport et ma carte d'identité. Là du moins, on me pria poliment de m'asseoir. Ce que je fis en éprouvant un grand sentiment de soulagement en même temps que, jetant un dernier regard sur l'énorme brute qui venait de se débarrasser de moi, je me demandais — où donc ai-je déjà vu cette tête ?

Après le cuisinage de la nuit précédente, je remarquai sur-le-champ une différence : *le respect de l'individualité de chacun !* Aujourd'hui, je pense que même si cet homme m'avait fourré sur un bateau en partance pour l'Amérique, j'aurais accepté mon sort sans protester. La langue, à tout le moins, était régie par un ordre intérieur. Le caprice, l'insolence, la mesquinerie, la turpitude et la vengeance étaient absents de son discours. Il parlait la langue de son peuple, et cette langue impliquait une forme, une forme intérieure, venue d'une profonde expérience de la vie. Cette clarté était d'autant plus frappante lorsqu'on la comparait au chaos extérieur au milieu duquel il se mouvait. En fait, il était presque ridicule, ce désordre dont il s'enveloppait. S'il échappait encore au ridicule, c'est qu'il prenait source dans une certaine humanité, dans l'humaine faiblesse, la faillibilité humaine. C'était un désordre où on se sentait chez soi — qui est la forme purement française du désordre. Il me posa quelques questions d'ordre courant, qui ne m'ôtèrent rien de ma confiance. Je n'avais toujours pas la moindre idée de ce qu'allait être mon sort, mais je savais pour de bon que, quel que pût être son verdict, il ne serait dicté ni par l'humeur ni par la malveillance. Je restais assis sans mot dire, observant la façon dont il menait sa petite affaire. Rien, eût-on dit, ne marchait tout à fait comme il eût fallu, ni la plume, ni l'encre, ni la règle. C'était comme s'il venait d'ouvrir son bureau, comme si j'étais son premier client. Mais il savait ce que c'était qu'un bureau, il avait dû en tenir quelques milliers de la sorte ; si tout n'allait pas pour le mieux du premier coup, il ne s'en faisait pas pour si peu. L'important, il l'avait appris d'expérience, était que tout fût inscrit en règle sur les registres qu'il fallait. Et qu'on eût sous la main les tampons et les timbres nécessaires pour donner à l'affaire un air légal et orthodoxe. *Qui j'étais.. Ce que j'avais fait...* Je croyais l'entendre se dire à soi-même : *Ça ne me regarde pas !* Les seules questions qu'il m'avait posées, c'étaient — date et lieu de naissance ? domicile à Paris ? date d'arrivée en France ? En possession de ces trois faits, il était en train de fabriquer un magnifique petit dossier à mon nom qu'il revêtirait pour finir de sa signature, avec le paraphe adéquat, puis sur lequel il apposerait les timbres avec les tampons adéquats. Tel était son métier, et il le savait, le comprenait parfaitement.

Il lui fallut un bon bout de temps pour accomplir sa tâche, je dois le reconnaître. Mais désormais le temps travaillait pour moi. Je serais volontiers resté jusqu'au lendemain matin, à le regarder tranquillement, s'il eût été besoin. J'avais le sentiment que cet homme s'employait dans mon intérêt comme dans l'intérêt du peuple de France et que nos intérêts ne faisaient qu'un parce que, de toute évidence, nous étions l'un et l'autre intelligents et raisonnables et pourquoi diable l'un de nous deux eût-il voulu attirer des ennuis à l'autre ? J'imagine que c'était un de ces hommes dont les Français disent qu'ils sont *quelconques*, ce qui n'a rien à voir avec le M. Personne des Anglais, ou de l'Amérique aussi bien ; en France, M. Quiconque, ou M. Tout-le-Monde, forme une espèce bien à part. Non, un *quelconque*, en France, n'est pas un rien du tout. C'est un homme comme un autre, mais qui a derrière soi une histoire, une tradition, la vie d'une race, autant de choses qui lui donnent plus de prix que n'en ont les soi-disant Messieurs Quelqu'un des autres pays. Comme ce petit type qui travaillait patiemment à établir mon dossier, ces hommes sont souvent misérablement vêtus. Ils s'effrangent sur le bord, si je puis dire ; parfois aussi, je l'admets, ils ne sont pas non plus très propres. Mais ils savent ce que veut dire : se mêler de ses affaires — et c'est énorme.

Ainsi que je le disais, il prit un bon bout de temps pour transcrire tel ou tel détail d'un registre sur un autre. Il y avait le papier carbone qu'il fallait ajuster, les reçus qu'il fallait détacher, de petites étiquettes qu'il fallait coller, et ainsi de suite. Et puis, tailler le crayon, entre-temps, ajuster une nouvelle plume au porte-plume, se mettre en quête des ciseaux, que l'on retrouvait en fin de compte dans la corbeille à papiers, changer l'encre, dénicher un buvard neuf... des tas de choses, quoi ! Et, pour mettre le comble à ces complications, il s'aperçut à la dernière minute que mon visa français était expiré. Peut-être fut-ce par pure délicatesse qu'il se borna à me *suggérer* que je ferais bien de le faire renouveler — au cas, précisa-t-il, où j'aurais envie de faire un autre voyage hors de France. Je m'empressai d'acquiescer à cette suggestion, tout en ayant l'intime conviction que je n'étais pas près de songer à sortir de France à nouveau. Je lui donnai donc mon assentiment, plus par politesse et considération pour les vaillants efforts qu'il avait déployés en faveur de ma cause.

Quand tout fut en règle et que mon passeport et ma carte d'identité se retrouvèrent en sécurité dans ma poche, je lui suggérai très respectueusement de venir prendre un verre avec moi au bar d'en face. Il accepta mon invitation avec beaucoup de grâce et, sans nous presser le moins du monde, en hommes de loisirs, nous nous acheminâmes vers le bistrot qui regarde la gare. Il me demanda si j'aimais vivre à Paris. C'est tout de même plus intéressant que ce trou, hein ? ajouta-t-il. Notre entretien ne dura pas longtemps : il ne restait que quelques minutes avant le départ du train. Je me disais : « Sait-on jamais ? peut-être à la fin me demandera-t-il : "Comment diable vous êtes-vous arrangé pour vous attirer ces ennuis ?" » mais non, pas la moindre allusion à ce chapitre.

Nous revînmes ensemble sur le quai de la gare ; le sifflet donna le signal du départ ; je lui donnai une cordiale poignée de main, lui me souhaita bon voyage. J'avais déjà pris place, qu'il attendait encore sur le quai. Il me fit signe de la main et répéta : « Au revoir, monsieur Miller, et bon voyage ! » Il y avait cette fois quelque chose qui faisait plaisir à entendre, dans ce *monsieur Miller* — quelque chose de bon et de parfaitement naturel. De si bon et de si naturel, en vérité, que les larmes m'en vinrent aux yeux. Oui, tandis que le train laissait derrière lui la gare, je me souviens distinctement de deux grosses larmes dévalant la pente de mes joues et s'écrasant, pour finir, sur mes mains. Du même coup, j'avais retrouvé le sentiment d'être en sécurité et celui de vivre au milieu d'êtres humains. Le « bon voyage ! » tintait joyeusement dans mes oreilles. *Bon voyage ! Bon voyage !*

Il bruinait doucement sur le pays picard. Et cette bruine donnait à la noirceur des toits de chaume un air hospitalier, et à l'herbe une verdeur plus profonde. De temps à autre, dans un virage, un bout de mer se montrait, aussitôt englouti par la houle des dunes et des sables ; puis des fermes, des prairies, des ruisseaux. Toute une campagne paisible et silencieuse, où chacun se mêle de ses propres affaires.

Je me sentis tout à coup si bougrement heureux que j'eus envie de me lever et de crier ou de chanter. Mais je ne pus trouver rien d'autre dans ma tête que *« bon voyage ! »*. Que de sens dans ces mots ! Toute notre vie durant, nous nous trimbalons çà et là, marmottant cette phrase, qui est un don qui vient de France ; mais le faisons-nous jamais, ce *bon voyage* ? Nous rendons-nous jamais compte que le simple fait d'aller au bistrot, chez l'épicier du coin, est un voyage dont nous risquons de ne jamais revenir ? Si nous avions en nous, profondément, ce sentiment — que chaque fois que nous nous embarquons hors de chez nous, nous levons l'ancre pour un grand voyage — est-ce que notre façon de voir la vie ne serait pas quelque peu différente ? Pendant que nous sommes occupés à faire notre petit tour au coin de la rue, ou à Dieppe, à Newhaven, au diable sait où, la terre elle aussi fait son petit tour, personne ne sait où, pas même les astronomes. Mais tous tant que nous sommes — que notre petit saut nous mène au coin de la rue ou en Chine — tous, nous sommes embarqués pour le grand voyage en compagnie de notre mère la terre, et la terre navigue avec le soleil, et avec le soleil naviguent les autres planètes... Mars, Mercure, Vénus, Neptune, Jupiter, Saturne, Uranus. Tout le firmament navigue et, dans ce trimbalement, si vous n'allez pas posant un tas de questions idiotes, vous vous apercevrez que partir en voyage n'est ni plus ni moins qu'une idée qu'on se fait, qu'il n'est rien dans la vie qui ne soit voyage, voyage au sein du grand voyage, et que la mort n'est pas le dernier voyage mais le début d'un autre voyage dont personne ne connaît le pourquoi ni la fin, mais *bon voyage* quand même !... J'avais envie de me lever et de chanter ce thème en ut mineur. L'univers tout entier m'apparaissait comme un réseau serré de pistes de tous genres, certaines profondément enfouies et invisibles comme les orbites planétaires, et dans ce brouillard géant de va-et-vient glissant, dans ce paysage fantomatique d'un royaume à l'autre, je voyais toutes choses, inanimées ou animées, se saluer l'une l'autre, le hanneton faisant signe au hanneton, et les astres aux astres, l'homme à l'homme, et Dieu lui-même à Dieu. Tous à bord pour le grand *trek* vers nulle part, mais *bon voyage* quand même ! Depuis l'osmose jusques et y compris le cataclysme, rien qu'un vaste et silencieux et perpétuel mouvement. Demeurer tapi au cœur de cette énorme folie mouvante, naviguer avec la terre, si titubante soit-elle, se joindre aux hannetons, aux astres, aux dieux, aux hommes — ça, c'est ce qu'on appelle voyager ! Et là-bas, dehors, dans les plaines spatiales de nos navigations, où nous laissons nos invisibles traces, quel est cet écho que j'entends, cet écho d'un sarcasme lointain, cette voix minuscule et gluante, anémique, incrédule, qui me demande en anglais : — « Voyons, monsieur Miller, vous n'allez pas me dire que vous écrivez aussi des ouvrages de *médecine* ? » Si, pardieu, maintenant je peux le dire, en toute conscience. Si, M. Personne de Newhaven, *si* j'écris aussi des livres de médecine, de merveilleux ouvrages de médecine, qui guérissent de toutes les maladies du temps et de l'espace. En fait, en ce moment même, je suis en train d'écrire sur le papier le nom du seul, du plus grand purgatif qui soit pour la conscience humaine : *le sens du voyage !*

Et dans l'instant précis où je croyais voir l'idiot de Newhaven tendre l'oreille pour mieux m'entendre, une ombre énorme et menaçante se dressa devant lui, l'oblitérant complètement. Dans l'instant précis où j'allais me dire : « Où diable ai-je déjà vu cette tête ? » la révélation descendit en moi comme la foudre. Le type de Dieppe, le type à la moustache, cette tête que j'avais déjà rencontrée quelque part, je la reconnaissais à présent : c'était la tête de Mack Swain ! C'était lui le Grand Méchant Loup ; et Charlot, Samson Agonistes. C'est tout. Simplement, je voulais que ce fût tiré au clair dans mon esprit. *Et bon voyage ! Bon voyage à tout le monde !*

Benno, le sauvage de Bornéo

BENNO m'a toujours fait penser à un insulaire des îles Sandwich. Non seulement il a le cheveu alternativement raide et crépu ; non seulement il roule les yeux, dans ses colères délirantes ; non seulement il est d'une maigreur hantée et cannibale et devient littéralement féroce quand il a l'estomac vide ; mais il peut être aussi doux et paisible qu'une colombe, aussi calme, placide et froid qu'un lac volcanique. Il prétend être né en plein cœur de Londres, de parents russes. C'est là un mythe de son invention, destiné à celer la vérité de ses origines fabuleuses. Quiconque a jamais vogué dans les parages d'un archipel connaît cette faculté diabolique qu'ont les îles, d'apparaître comme de s'évanouir. A la différence des mirages du désert, elles ont, ces îles mystérieuses, le don de disparaître subitement ou *pof* ! de surgir comme un bouchon des profondeurs inconnues de la mer. Et Benno leur ressemble beaucoup. Il habite un archipel très personnel, marqué par ce mystère d'apparitions et de disparitions soudaines. Nul ne l'a jamais exploré entièrement. Il est fuyant, glissant comme une truite, traître, volatil, presque surnaturel. Tantôt il est une cime hautaine, éclatante de neige ; tantôt une large étendue d'eau glaciaire ; tantôt un cratère crachant feu et soufre. Parfois, il déroule ses flots tranquilles jusqu'à une rive océane et, là, se métamorphose en œuf de Pâques géant, posé dans sa blancheur immobile, en attendant d'être peint et empaqueté dans un berceau d'osier moelleusement rembourré, puis expédié. D'autres fois, il donne l'impression d'être non pas le fruit d'un ventre de femme, mais un monstre délicatement sorti d'un œuf dur. Examinez-le de près, vous découvrirez qu'il a des embryons d'ongles comme le pied de veau, qu'il présente des ergots comme le coq de luzerne ; penchez-vous encore plus près, vous vous apercevrez que, comme l'oiseau nommé dodo (ou dronte), il a un harmonica logé dans le tubercule droit.

A un âge tendre, très tendre, il s'est trouvé que Benno mena la vie solitaire et désespérée d'un pirate de fleuve, sur une petite île au large de la Porte de l'Enfer. Non loin, tourbillonnait un antique maelström, semblable à ceux dont parle Homère dans la version carthaginoise de *L'Odyssée*. Là, il se perfectionna dans cet art culinaire qui devait lui sauver la mise au cours d'incessantes privations. Là, il acquit une certaine connaissance du chinois, du turkestani, du kurde et des dialectes plus obscurs de haute Rhodésie. Là, il apprit à écrire, selon cet art du signe où, seuls, les prophètes du désert sont passés maîtres et qui fait que, illisibles, ils sont néanmoins intelligibles aux fervents de la tradition ésotérique. Là aussi, il glana des notions élémentaires d'écriture runique ; il introduirait plus tard ces caractères étranges dans ses gouaches roses et orange, ses découpages en linoléum, ses hallucinations arborescentes. Là encore, il étudia la semence et l'ovule, la vie unicellulaire des animalcules dont regorgeaient chaque jour ses casiers à homards. Là, le mystère de l'œuf l'absorba totalement pour la première fois — l'œuf non seulement dans sa forme et son équilibre, mais dans sa logique, son déterminisme irréversible. Indéfiniment, l'œuf surgit, partout chez lui, ici dans un rêve bleu de Chine, là en contrepoint au trépied, ou bien coquille brisée, naissance.

Épuisé par l'exploration et la recherche sans relâche, Benno revient perpétuellement à la source et au fondement, au cœur de sa création vitale : *l'œuf*. Et c'est toujours un œuf de Pâques, c'est-à-dire sacré. Toujours l'œuf perdu de la race, semence de fierté et de force qui a survécu tenacement à la destruction du saint temple.

Quand plus rien ne reste que le désespoir, Benno se roule en boule au creux de son œuf sacré et s'endort. Il sombre dans le long sommeil schizophrénique de l'hivernale saison. C'est tellement plus agréable que de galoper de tous côtés à la recherche d'une rouelle de bœuf aux petits oignons. Lorsque la faim devient intolérable, il dévore son œuf ; après quoi, pendant quelque temps, il dort n'importe où, souvent juste devant la Closerie des Lilas, à côté de la statue érigée à la mémoire du maréchal Ney. Ce sont ses Waterloo du sommeil, pour ainsi dire, où tout n'est que pluie et boue — et où Blücher ne survient jamais. Quand renaît le soleil, Benno réapparaît : bien vivant, gaillard, cavalier, sardonique, irascible, bourdonnant, questionneur, contestataire, incertain, chagrin, soupçonneux, effervescent, toujours en salopette bleue et les manches retroussées, toujours une chique logée dans un coin de la bouche. Avant le coucher du soleil, il a terminé une douzaine de toiles nouvelles, grandes et petites. Suivent toutes sortes de problèmes : place, cadres, clous, punaises. Les toiles d'araignée disparaissent ; le plancher est lavé ; l'échelle, retirée. Le lit reste là, en l'air, comme une épave ; la vermine s'en paie ; les clochettes tintent. Rien d'autre à faire que d'aller flâner au parc Montsouris. Et là, dénudé, sans chair ni vêtement, déserté par l'espèce humaine, Benno se livre à l'étude de la mésange bleue et de l'amaryllis, prend note des girouettes, analyse la nature du sable et du gravier que ses reins ne cessent de cracher.

Avec lui, tout n'est jamais que festin ou famine. Quand il ne charge pas du gravier sur l'Hudson, il peint un pan de maison. C'est une dynamo, un concasseur, une tondeuse à gazon, une pendule remontée pour huit jours — tout à la fois. De temps à autre, il se met en cale sèche ; la coque est raclée, débarrassée de ses bernacles ; les joints sont calfatés. Il arrive qu'une nouvelle dunette soit installée. Il n'est que de considérer sa descendance ; c'est l'île de Pâques du comte Potocki de Montalk : nouveaux repères, nouveaux monuments, nouveaux vestiges, le tout dérapant dans une lumière vert Camembert montant d'un paysage de joncs. Et il est là, Benno : assis au beau milieu de son archipel, avec les œufs qui cavalent partout alentour que c'en est dingue. Rien que des œufs tout frais, cette fois, dotés d'un pouvoir d'équilibre tout frais aussi, et folâtrant sur la pelouse, pendant qu'il se prélasse grassement, paresseusement au soleil, les babines dégoulinantes de graisse. Pour tuer le temps, il lit les journaux de l'année précédente. Il invente de nouveaux plats avec des algues et des coquilles Saint-Jacques ou, faute de celles-ci, des huîtres de montagne. Sans oublier une pointe de Worcestershire Sauce et de persil frit. A ces moments-là, il adore tout ce qui est succulent et bourré de jus à en péter. Il arrache les os et grogne comme un loup repu. Il est en rut.

Et tout cela pour dissimuler ses origines fabuleuses, ainsi que je l'ai dit. Oui, pour celer sa naissance monstrueuse, il se propulse, lisse et luisant comme un puma après les pluies, langue de miel, sautant d'un sujet à un autre. Tout au fond de lui, fermente un abracadabra diabolique. Des équations bizarres s'alignent ; d'étranges grosseurs d'aspect végétal se forment, et des champignons, de faux agarics, des pâtes de guimauve, du sumac vénéneux, des mandragores, des eucalyptus — l'ensemble naissant au creux de ses entrailles pour ébaucher une sorte de thématique délirante que le burin tracera dans le linoléum, lorsque Benno sera sorti de sa transe. Dans les profondeurs de son ventre, il y a au moins neuf cités englouties, dont, au centre, Samarcande, où il a eu autrefois rendez-vous avec la mort. Il y a subi un décapage qui a laissé les strates médianes polies comme du verre et miroitantes. Lorsqu'il parvient au bout du désespoir, il flâne encore parmi les stalactites et les stalagmites, froid comme une lame de couteau et décoré de feuilles de mûrier. Il s'y voit dans une éternelle jeunesse, en rabat-joie de la Famille Robinson (Suisse), en Gus à la Triste Figure qui joua, enfant, près des rivages de la Porte de l'Enfer. Les odeurs nostalgiques en sont ravivées : celle du crabe qui vit dans la vase et celle de la tortue de mer, toutes les tendres petites gourmandises du bon vieux temps de la vie insulaire, où s'était formé son goût.

Comme la vermine des lits et l'amarante, Benno progresse dans toutes les directions à la fois. A douze ans, il était virtuose ; à soixante ans, il sera frais et gaillard, pareil à un jeune bantam, crête bien rouge et gants ultra-légers, sans parler des ergots. C'est un progrès qui tourne en rond, mais sans hâte ni bavure. Entre deux enthousiasmes, il plonge comme le léviathan pour piquer un somme sur le fond de l'océan ; ou alors, telle la vache marine, il fait surface pour venir paître le long de la côte du Labrador. De temps en temps, il voltige d'un mur à l'autre, grâce aux ailes rognées court qu'il invente durant l'hibernation. A l'occasion, il lui pousse une toison laineuse de Mérinos grand teint, en provenance directe de la région d'Oberammergau. A ses bons moments, il ne se fie à personne.

Il est né avec le mauvais œil, la torche d'acétylène plantée au milieu du front. S'il a la bougeotte, il ronge son frein et le gratte du sabot ; s'il a son plein d'avoine, il rue des quatre fers ; furieux, le feu lui jaillit des naseaux. D'ordinaire, il est doux et placide, tranquille comme l'Irlandais parmi ses marais. Il adore les vertes prairies et les cimes, l'essor des cerfs-volants dans le ciel de Sou-Tcheou, le gibet et le chevalet de torture, les coolies aux talons tannés comme du cuir, les pirates voleurs d'huîtres, les gardiens de Dannemora et le patient charpentier, avec son herminette et son pied de roi. La trigonométrie est un autre de ses amours, ainsi que le vol compliqué du pigeon voyageur ou les fortifications des Dardanelles. Mais il adore toutes les complexités de la règle et du logarithme, tout ce qui relève des teintures barbares ; il a un grand faible pour les poisons styptiques, les triples bromures, les légères touches de carborundum, le vernissé du mercurochrome — et pour la lumière et l'espace autant que pour le champagne et les huîtres.

Mais, par-dessus tout, il aime la bagarre, parce que alors le sauvage de Bornéo se déchaîne tandis que le ciel se hérisse de chaleur comme un cactus de feu. Dans sa colère, Benno se mord la queue ou brait comme un âne, il est capable de se trancher les pattes d'un coup de dent. La fureur lui gicle du bas-ventre comme des jets d'acide prussique. Elle enduit tout — son œuvre, ses amours, ses amitiés — d'une couche franche de vernis. L'emblème héraldique, la tarentule que l'on trouve brodée sur toutes ses chemises de nuit et ses chaussettes, gravée jusque sur ses boutons de manchette. Une fureur claire et lumineuse, suprêmement légère et qu'il porte comme un plumet. Elle devient lui, comme un émolument, ou une émulsion.

Tel est Benno — tel je l'ai toujours connu, toujours trouvé et retrouvé. Solide lame de Laguiole à la mine de Roi des Montagnes et à l'allure fanfaronne de *caballero*. Il ira loin, à moins qu'il ne soit fauché par le fer. Il ressortit aux péninsules d'un noir d'encre, aux voies d'eau libres, aux tranchées ouvertes dans l'isthme de Culebra. Pas plus que l'encornet, il n'a d'origine connue ; il est plutôt issu de l'orgueil et de l'arrogance, des profondeurs aqueuses et des prises de pied vaseuses. Il borne son domaine, défend son territoire avec la férocité du machérode. Il fait sien le camouflage du zèbre et peut, au besoin, demeurer tapi dans l'herbe haute pendant des siècles et des âges. Sa composante foncière est la cendre volcanique, immiscible à l'eau, incorruptible, lente à rouiller.

Il descend de l'antique lignée pélagienne, des coureurs de cimes qui franchirent les Andes englouties pour s'en aller créer un monde mexicain. Il est coriace comme un vieux dindon, mais chaud de cœur, débordant d'inhumaine tendresse. Bref, il est une sorte de sauvage de Bornéo, avec chauffage central, matelas à ressorts et castors, et tenant dans la main gauche un boomerang.

L'ancien combattant alcoolique au crâne en planche à lessive

A TULSA, il n'y a pas très longtemps, j'ai vu projeter un film, un court métrage intitulé *L'Homme le plus heureux du monde*. Il était conçu dans le style O'Henry, mais du point de vue des conclusions, c'était une catastrophe. Comment on ose montrer une bande de cette sorte en plein pays du pétrole, dépasse la compréhension. En tout cas, ce spectacle me rappela un personnage humain, bien réel celui-là, que j'avais rencontré quelques semaines auparavant à La Nouvelle-Orléans. Lui aussi faisait son possible pour prétendre qu'il était le mortel le plus heureux du monde.

Il était autour de minuit. Mon ami Rattner et moi, nous rentrions à l'hôtel après avoir fait un tour au quartier français. Nous passions devant l'hôtel Saint-Charles quand un homme, nu-tête et sans pardessus, nous rattrapa et se mit à nous tenir un discours sur les lunettes qu'il venait de perdre dans un bistrot.

« C'est le diable d'être privé de ses lunettes, nous dit-il, surtout quand on est de sortie. Vous ne connaissez pas votre chance. Une espèce d'idiot de soûlot m'a fait sauter mes verres, dans le bar là-bas, et a trouvé le moyen de marcher dessus. Fallu que j'envoie un télégramme à mon opticien à Denver — suppose que j'en ai pour quelques jours à faire sans. Je viens de tirer une sacrée bordée : bien duré une semaine ou plus, pas fichu de dire quel jour on est ou ce qui s'est passé dans le monde depuis que j'ai quitté le bord. Venais de sortir pour respirer un brin — et casser une graine. Mange jamais quand je suis plein gaz — marche qu'à l'alcool. N'y peux rien. Alcoolique invétéré. Incurable. Rien à apprendre sur le sujet — j'ai fait ma médecine avant de me mettre au droit. Essayé tous les remèdes, connais toutes leurs théories... Tenez, regardez ! — et d'une poche intérieure de son veston il retira tant bien que mal une liasse épaisse de feuillets en même temps qu'un portefeuille consistant qu'il laissa choir — oui, regardez, j'ai même écrit un article à ce propos. Marrant, hein ? A paru récemment dans.... » (suivit le nom d'une publication très connue et à gros tirage).

Je me baissai pour ramasser le portefeuille et les cartes de visite qui s'étaient envolées dans le ruisseau. D'une main, il retenait le paquet de lettres et de documents en pagaille et de l'autre gesticulait éloquemment. Il semblait lui être complètement égal de perdre ses papiers et il ne se souciait pas plus du contenu du portefeuille. Lancé à fond de train sur l'ignorance et la stupidité du corps médical... tas de charlatans ; bande d'escrocs ; vrais criminels, etc.

Il faisait froid et pleuvait. Rattner et moi, empaquetés dans nos pardessus, nous l'invitâmes à remuer.

« Faites pas de souci pour ça, nous dit-il, accompagnant ses mots d'une grimace de bonne composition. Je n'attrape jamais de rhume. J'ai dû laisser mon chapeau et mon pardessus au bistrot. N'y a rien comme l'air pour faire du bien. »

Et d'ouvrir tout grand son veston comme pour permettre au vent de nuit, pénétrant et aigre, de filtrer par tous les pores du mince vêtement qui l'enveloppait. Il passa la main dans la masse blonde et bouclée de ses cheveux et s'essuya le coin des lèvres avec un mouchoir sale. C'était un homme de bonne taille, les traits et le visage plutôt marqués par les intempéries — un homme qui menait évidemment une vie au grand air. Ce qui frappait le plus en lui, c'était le sourire — le plus franc, le plus engageant que j'aie jamais vu sur aucune face humaine. Ses gestes étaient désordonnés et violents ; il tremblait. Rien que de très naturel, étant donné l'état de ses nerfs. Il était plein de feu et d'énergie, comme un homme qui vient de recevoir une balle dans le bras. Il parlait bien, aussi, excessivement bien — aurait pu être journaliste autant que docteur ou homme de loi. Et il était clair qu'il n'avait nulle intention de nous taper.

Au bout d'une vingtaine de mètres, il s'arrêta devant un restaurant, une boîte à bon marché, et nous invita à entrer avec lui, histoire de manger et de boire un peu. Nous lui répondîmes que nous rentrions chez nous, que nous étions fatigués et n'avions qu'une idée : nous coucher.

« Bah ! pour quelques minutes, dit-il, le temps d'avaler quelque chose en vitesse. »

Nouveau refus poli de notre part. Mais lui, d'insister, de nous prendre par le bras et de nous entraîner vers la porte du café. Pour ma part, je répétai que je rentrais mais suggérai à Rattner de rester s'il lui plaisait. En même temps, j'entrepris de me dégager de son étreinte.

« Voyons, dit-il, prenant soudain un air grave, vous ne pouvez pas me refuser cette petite faveur. J'ai besoin de vous parler. Je suis fichu de commettre un acte désespéré, si vous me déniez ça. Je vous en prie, faites-moi cette bonté — vous ne refuseriez pas à quelqu'un de lui accorder un peu de temps, non ? sachant toute l'importance que cela pourrait avoir pour lui ? »

Sur quoi, naturellement, nous nous rendîmes sans plus protester. « Cette fois, ça y est, coincés », me dis-je, quelque peu dégoûté de moi à l'idée que je me laissais faire au sentiment par un soûlot.

« Qu'est-ce que vous prenez ? » dit-il choisissant pour lui-même une assiette de jambon haricots verts qu'il arrosa généreusement de ketchup et de sauce aux câpres, avant même de l'avoir déposée sur la table.

Il allait s'éloigner du comptoir avec l'assiette, quand se tournant vers le garçon il commanda une autre platée de jambon haricots.

« Je peux en manger trois ou quatre comme ça à la file, expliqua-t-il, quand je recommence à être sobre. »

Nous nous étions contentés de café. Rattner allait prendre les fiches quand notre ami les rafla et, les fourrant dans sa poche :

« C'est moi qui paie, dit-il, puisque c'est moi qui vous ai fait venir ici. »

Il réduisit nos protestations au silence en ajoutant, entre les énormes bouchées qu'il faisait descendre à grandes lavées de café noir, que l'argent ne lui causait jamais de souci.

« Je ne sais pas combien j'ai sur moi, poursuivit-il. Assez pour payer l'addition, en tout cas. J'ai laissé ma voiture en dépôt chez un marchand, hier, pour la vendre. Je suis venu par la route, de l'Idaho, avec une bande de vieux potes du Barreau — ils se rendaient à un jamboree. J'ai été député autrefois — et il nomma un des États de l'Ouest dont il avait servi naguère les intérêts. J'ai le droit de rentrer gratis par le train, ajouta-t-il. J'ai ma carte. Il fut un temps où j'étais quelqu'un... »

Il s'interrompit pour retourner au comptoir et réclamer une autre portion.

Après s'être rassis, et tout en inondant ses haricots de ketchup et de sauce aux câpres, il fouilla de la main gauche dans sa poche intérieure et en déversa le contenu sur la table.

« Vous, vous êtes un artiste, non ? dit-il à Rattner. Et vous, écrivain, je parie, dit-il me regardant. Pas besoin de me le dire, je vous ai calibrés tous les deux au premier coup d'œil. »

Il remuait et brassait ses papiers en parlant, sans cesser d'engloutir énergiquement son manger, en quête apparemment d'articles de son cru qu'il voulait nous montrer.

« Moi aussi j'écris un peu, dit-il, quand j'ai besoin de me faire quelques sous en supplément. C'est régulier : j'ai pas plus tôt touché ma pension que je tire une bordée. Alors, quand c'est fini, je m'assieds et je ponds une crotte pour... — ici les noms de quelques magazines, parmi les plus importants : ceux à gros tirage. J'arrive toujours à me faire quelques centaines de dollars de cette façon, quand je le veux. Ça ne rime à rien. Je ne prétends pas que c'est de la littérature, bien sûr. Mais qu'est-ce qu'on a à foutre de la littérature ? Où Bon Dieu ai-je fourré cette histoire que j'ai écrite sur un cas qui relevait de la psychanalyse ? Je voulais seulement vous prouver que je sais de quoi je parle. Voyez-vous... »

Il s'interrompit net et nous fit un sourire plutôt torve et en coin, comme s'il désespérait d'arriver à traduire en mots sa pensée. Il tenait levée une pleine fourchette de haricots qu'il allait engloutir. Il la laissa tomber, dans un geste d'automate, éparpillant les haricots sur ses lettres et ses documents déjà sales et souillés, et se penchant par-dessus la table m'empoigna le bras et, tandis que je sursautais malgré moi, me contraignit à lui tâter le crâne, promenant de force ma main sur la surface osseuse, de l'avant à l'arrière.

« Sentez rien, non ? me dit-il, une drôle de lueur dans les yeux. Comme une planche à lessive, pas vrai ? »

Je retirai ma main aussi vivement que possible. La sensation de ce crâne, comme d'un fond de casserole en fonte, me donnait la chair de poule.

« Ce n'est rien, ça ; rien qu'un détail », dit-il.

Sur quoi le voilà qui retrousse sa manche et nous exhibe une cicatrice allant du poignet jusqu'au coude. Et puis qui remonte la jambe de son pantalon... autres cicatrices, horribles. Et comme si ça ne suffisait pas, il se dresse vivement, retire sa veste et, tout comme s'il n'y avait personne d'autre dans la salle que nous trois, ouvre sa chemise pour exhiber des blessures plus hideuses encore... En remettant sa veste, il jeta autour de lui un regard de défi et, d'une voix claire et forte, pleine d'ironie terrible, se mit à chanter : *America, I love you !* (Amérique, je t'aime !). Rien que les premières mesures, la première phrase. Puis il s'assit aussi brusquement qu'il s'était levé et se remit tranquillement à liquider son jambon haricots. Je crus d'abord que la scène allait faire scandale, mais non, les gens continuèrent à manger et parler comme devant, seulement l'attention s'était centrée sur nous. L'homme qui tenait la caisse avait l'air plutôt nerveux, ne sachant trop que faire. J'attendais la suite.

Je pensais, en gros, que notre ami allait élever la voix

et se lancer dans une scène de mélo. Pourtant, hormis le fait qu'on le sentait un peu plus tendu et volubile, son attitude ne différait pas tellement de ce qu'elle avait été au début. Mais le ton avait changé. Ses phrases maintenant se heurtaient, ponctuées de blasphèmes et accompagnées de grimaces effrayantes. On eût dit que son démon commençait à sortir. Ou plutôt, l'être mutilé qui s'était vu blessé et humilié au-delà de l'endurance humaine.

« *Monsieur* Roosevelt ! dit-il, la voix pleine de mépris et de dédain. Il n'y a pas longtemps que je l'ai entendu à la radio. Fait tout ce qu'il peut pour qu'on se batte une fois de plus pour l'Angleterre, hein ? Conscription. *Trop peu pour sézigue !* »

Et dans un geste saccadé, il retourna sur lui son pouce méchamment.

« Décoré trois fois sur le champ de bataille. L'Argonne... Château-Thierry... la Somme... trépané... quatorze mois d'hôpital aux environs de Paris... plus dix mois de ce côté-ci de l'eau. Fabriquer de nous des assassins et puis ensuite nous supplier d'être bien sages et de nous remettre au travail... Minute, je m'en vais lire un poème que j'ai écrit sur notre Führer, l'autre nuit. »

Il farfouilla dans les papiers qui gisaient sur la table. Se leva pour aller chercher une autre tasse de café et debout, sa tasse à la main, sirotant, se mit à lire à haute voix son poème, vitupération scabreuse à l'adresse du Président. « Pour le coup, me dis-je, cette fois quelqu'un va prendre ombrage, ça va faire une bagarre. » Je regardai Rattner qui croit dans Roosevelt et avait fait deux mille kilomètres pour voter pour lui lors des dernières élections. Rattner se taisait. Sans doute, estimait-il inutile de faire des remontrances à un homme qui, de toute évidence, souffrait d'un choc au cerveau. « Cependant, ne pouvais-je m'empêcher de penser, la situation était pour le moins un peu inusitée. » Une phrase que j'avais entendue en Georgie me revint à l'esprit. Elle était tombée des lèvres d'une femme qui était allée voir *Lincoln en Illinois*. « Où veulent-ils en venir — faire un héros de ce type, de Lincoln ? » Oui, il y avait quelque chose dans l'atmosphère qui rappelait nettement le climat d'avant la guerre de Sécession. Un président réélu par un grand vote populaire et dont le nom pourtant sonnait comme un anathème pour des millions de gens. Un autre Woodrow Wilson peut-être ? Notre ami ne lui accordait même pas droit à ce rang. Il venait de se rasseoir et, sur un ton plus modéré, se mit à railler les politiciens, les tenants du pouvoir judiciaire, les généraux, les amiraux, les quartiers-maîtres généraux, la Croix-Rouge, l'Armée du Salut, la Y.M.C.A. Jeu vengeur de moquerie et de cynisme, entrelardé d'expériences personnelles, de rencontres grotesques, de pantalonnades bouffonnes que seul un ancien combattant couvert de cicatrices pouvait se payer le luxe et l'audace de raconter.

« Et c'est pour ça (il explosa), pour ça qu'ils ont voulu me promener en grande parade comme un singe, en uniforme, avec toutes mes médailles. Ils avaient sorti la fanfare et préparé leur maire pour nous faire une glorieuse réception. La ville vous appartient, les gars, et autres bobards. *Nos héros !* Bon Dieu, rien que d'y penser, j'en ai le cœur qui se lève. J'ai arraché les médailles de mon uniforme et je les ai jetées. Et l'uniforme je l'ai brûlé chez moi, dans la cheminée. Et je me suis acheté un litre de whisky. Je me suis bouclé dans ma chambre. J'ai bu et j'ai pleuré, seul, tout seul. Dehors, il y avait la fanfare qui jouait et les gens qui criaient comme des hystériques. En dedans de moi, c'était tout noir comme un tunnel. De tout ce que j'avais cru il ne restait plus rien. Toutes mes illusions étaient tombées en miettes. Ils m'ont brisé le cœur, voilà tout ce qu'ils m'ont fait. Ne m'ont même pas laissé ça de consolation. Rien ! Sauf de pinter, bien sûr. Et même ça, ils ont d'abord essayé de me l'enlever. Voulu me faire honte pour que j'y renonce. *Me faire honte,* tu parles ! Moi qui avais tué des centaines d'hommes à coups de baïonnette, qui vivais comme une bête et qui ne savais plus ce que c'était que la décence humaine. Il faudrait autre chose pour me faire honte, *à moi,* ou me faire peur, ou me tricher, ou me payer, ou m'avoir. Je les connais trop, les vaches, à l'endroit comme à l'envers. Ils m'ont fait crever de faim, ils m'ont rossé, foutu en cage.

Il en faut d'autres pour me faire peur. La faim, le froid, la soif, j'en fais mon affaire, comme des poux, de la vermine, de la maladie, des coups, des insultes, de la dégradation, de la fraude, du vol, de la diffamation, du scandale, de la trahison... je connais toute la mécanique... ils ont tout essayé sur moi... rien à faire, ils ne m'auront pas, ils ne me feront pas taire, ne me feront jamais dire que tout est bien comme ça. Je ne veux rien avoir à faire avec ces braves gens bien honnêtes et craignant Dieu. Ils me rendent malade. J'aime mieux vivre avec les bêtes — ou avec les cannibales. »

Il pêcha un morceau de papier à musique parmi ses paperasses et ses documents.

« Tenez, voilà une chanson que j'ai écrite il y a trois ans. Un peu romance sentimentale, mais ça ne saurait faire de mal à personne. Je ne compose que quand je suis soûl. L'alcool boit la douleur, comme le papier buvard. Il me reste un cœur, et qui est gros, vous pouvez me croire. Le monde où je vis est fait de souvenirs. Vous rappelez-vous cet air ? »

Il se mit à chantonner une mélodie familière.

« Il est de vous ? demandai-je, sous le coup de la surprise.

— Oui, il est de moi — et bien d'autres encore », et il se mit à énumérer en cascade les titres de ses chansons.

J'en étais à me demander ce qu'il pouvait y avoir de vrai dans ses histoires — homme de loi, médecin, député, écrivain, chansonnier — quand il se mit à parler de ses inventions. Apparemment, il avait fait trois fois fortune avant de choir aux fins fonds de la disgrâce. Cela commençait à devenir un peu trop fort pour moi, et Dieu sait si je suis crédule, quand tout à coup une remarque qu'il fit en passant au sujet d'un ami, architecte de renom dans le Middle West, attira une réponse surprenante de Rattner.

« C'était mon meilleur copain à l'armée, dit Rattner tranquillement.

— Eh bien, rétorqua notre ami, il a épousé ma sœur. »

Il n'en fallut pas plus pour les lancer tous deux dans un échange très animé de souvenirs, ne laissant subsister dans mon esprit plus le moindre doute sur la véracité de notre ami, à tout le moins pour ce qui était de l'architecte.

De l'architecte à la construction d'une grande maison quelque part en plein Texas, il n'y eut qu'un pas. Avec sa dernière fortune en date, il s'était acheté un ranch, s'était marié et s'était fait construire un château fantastique au milieu de nulle part. Il buvait moins, était très amoureux de sa femme et se réjouissait à l'idée d'élever une famille. Et puis, pour abréger, un de ses amis l'avait persuadé de partir avec lui pour l'Alaska, spéculer sur les mines. Il avait laissé derrière lui sa femme par crainte qu'elle ne pût supporter le climat trop rigoureux. Il était demeuré absent toute une année. A son retour — il était revenu sans prévenir, pensant faire une surprise — il l'avait trouvée couchée avec son meilleur ami. A coups de fouet il les avait chassés tous deux en pleine nuit, par une tempête de neige aveuglante, sans même leur laisser la chance de s'habiller. Puis il était retourné chercher la bouteille, bien sûr ; il avait bu quelques rasades, et ensuite avait commencé à tout démolir autour de lui. Mais la maison était si grande que ce genre de sport l'avait vite fatigué. Il n'y avait qu'un moyen d'en finir, c'était de gratter une allumette et de mettre le feu à la boutique, ce qu'il fit. Après quoi, il monta en voiture et partit, sans même se soucier de boucler une valise. Quelques jours plus tard, dans un État très loin de là, il avait ramassé un journal et appris ainsi qu'on avait trouvé son ami mort et froid. Pas un mot sur la femme. De fait, jamais depuis il n'avait su ce qu'elle était devenue. Peu après cet incident, bagarre avec un type dans un bar, à qui il fendit le crâne à coups de bouteille. Coût : petit séjour de dix-huit mois aux travaux forcés, durant lequel il étudia de près les conditions de vie dans les prisons et proposa certaines réformes au gouverneur de l'État, qui furent acceptées et mises en pratique.

« J'étais très populaire, raconta-t-il. Je chante bien et j'ai un petit talent de société. Je leur ai nourri le moral pendant le temps que j'ai passé avec eux. Plus tard, j'ai fait un autre séjour. Ça ne m'embête pas du tout. Je m'adapte à tout pratiquement. D'ordinaire, il y a un piano, un billard et des bouquins — et s'il n'y a pas moyen de trouver à boire, on peut toujours se procurer de la drogue. Je vais, je viens. Qu'est-ce que ça peut bien faire ? Tout ce dont on a besoin, c'est d'oublier le présent...

— Bien sûr, mais y arrivez-vous jamais ? interjecta Rattner.

— *Moi*, oui ! Donnez-moi un piano, une bouteille de whisky, un peu de société, et je vous jure qu'il n'y a pas plus heureux que moi. Voyez-vous, je n'ai que faire de tout ce bric-à-brac qui vous est nécessaire. Ma brosse à dents, voilà tout mon bagage. Quand ma barbe est trop longue, je vais chez le coiffeur ; quand je veux changer de linge, j'achète du neuf ; quand j'ai faim, je mange ; quand je suis fatigué, je dors. Peu m'importe si je couche dans un lit ou par terre. Si j'ai envie d'écrire, j'entre dans les bureaux du journal le plus proche où j'emprunte une machine à écrire. Si j'ai envie d'aller à Boston, je n'ai qu'à montrer ma carte. Je suis partout chez moi — *home, sweet home !* — du moment que je trouve un coin où je peux boire et où je suis sûr de rencontrer un brave type dans mon genre. Pas d'impôts, pas de loyer. Pas de patron, pas de responsabilités. Je ne vote pas. Le Président ? Le Vice-Président ? Qu'est-ce que ça peut bien me faire ? L'argent ne me dit rien, ni la gloire, ni le succès. Que pouvez-vous m'offrir que je n'aie pas, hein ? Je suis un homme libre — *et vous ?* Un homme heureux. Heureux parce que je me moque de ce qui peut m'arriver. Tout ce que je veux c'est mon litre de whisky par jour — ma bouteille d'oubli, c'est tout. La santé ? M'est égal. Je suis pour le moins aussi fort et sain de corps que le voisin. Si je suis malade, je n'en sais rien. Je suis fichu de vivre centenaire pendant que vous autres vous vous faites des cheveux en vous demandant si vous passerez la soixantaine. Je ne connais qu'un jour — le *jourd'hui.* Si je me sens en forme, j'écris un poème et le jette au panier le lendemain. Je ne suis candidat à aucun prix littéraire — je me borne à exprimer ce que je sens, à ma façon, la plus ordinaire... »

Parvenu à ce point, il se mit à dérailler, à propos de ses talents littéraires. La vanité prenait le dessus. Quand il en vint à insister pour que je jette un coup d'œil sur un conte qu'il avait écrit à l'intention d'une revue populaire, j'estimai que mieux valait couper court. Je préférais de beaucoup l'entendre parler du despérado et de l'ivrogne que de l'homme de lettres.

« Écoutez-moi, lui dis-je, sans mâcher mes mots, vous reconnaissez que votre littérature c'est de la crotte, non ? Bon. Eh bien, la crotte ne m'intéresse pas. A quoi bon me montrer ça ? Je suis sûr que vous êtes capable d'écrire aussi mal que le premier venu — pas besoin de génie pour faire ça. Ce qui compte pour moi, c'est ce qui est bien écrit ; j'admire le génie, non la réussite. Naturellement, si vous avez quelque chose dont vous soyez fier, c'est une autre paire de manches. Je serai toujours content de lire quelque chose dont vous êtes vous-même satisfait. »

Il me regarda longuement, les yeux mi-clos, de biais. Longuement, un bon moment, silencieux et scrutateur.

« Je vais vous dire, reprit-il en fin de compte, il y a une chose que j'ai écrite, une seule, et que je trouve bonne — mais je ne l'ai jamais couchée sur le papier. Elle est là-dedans — et de l'index il se cogna le front. Si cela vous chante de l'entendre, je vous la réciterai. C'est un long poème que j'ai écrit une fois où j'étais à Manille. Vous avez entendu parler de Morro Castle, oui ? Eh bien, c'est justement devant les murs de Morro Castle que l'inspiration m'en est venue. Pour moi, ce poème est magnifique. Il l'est, j'en suis *sûr* ! Pour rien au monde je ne voudrais le voir imprimé, ou en faire de l'argent. Le voici... »

Et sans prendre le temps de s'éclaircir la voix ou de boire, il se lança dans la récitation de son poème : coucher de soleil sur Manille. La cadence, le débit étaient vifs ; la voix, claire et musicale. On avait l'impression de descendre des rapides sur un léger canoë. Tout autour de nous, les gens s'étaient tus ; certains s'étaient levés et rapprochés pour mieux entendre. Cela ne semblait avoir ni commencement ni fin. Je l'ai dit : c'était parti à la vitesse d'un fleuve qui déborde, et cela continuait son cours, sans fin, image sur image, crescendo sur crescendo, montant, tombant à la façon d'un rythme musical. Je n'en ai pas retenu un seul vers, et le regrette vivement. Tout ce qui m'est resté, c'est la sensation d'être porté sur le sein houleux et gonflé d'un grand fleuve, de traverser le cœur d'une zone tropicale, dans un volettement de plumes éblouissantes, parmi l'éclat luisant d'un feuillage vert humide et le balancement souple de grands lacs de verdure, le bleu minuit puissant du ciel, la lueur froide des étoiles pareilles à des joyaux sertis et les chants d'oiseaux ivres de Dieu sait quoi. Une fièvre parcourait ces vers, non pas la fièvre d'un malade, mais d'un être exalté, frénétique, qui avait trouvé soudain ses accents véritables et s'essayait dans le noir. Une voix qui sortait droit du cœur, mordante et vibrante colonne de sang retombant sur l'oreille en vagues rhapsodiques et tonnantes. La fin ressemblait plus à un épuisement qu'à un arrêt — un diminuendo où le martèlement du rythme se changea en un chuchotement qui se prolongea bien au-delà du vrai silence où il finit par se fondre. La voix avait cessé de résonner, n'avait plus de registre, mais le poème continuait à battre comme un pouls, l'écho en persistait dans les cellules du cerveau.

Il rompit le silence qui fit suite, par une allusion modeste à la facilité rare avec laquelle il retenait de mémoire tout ce qui frappait son regard.

« Je me rappelle tout ce que j'ai lu à l'école, dit-il, de Longfellow et de Wordsworth à Ronsard et François Villon. *Villon*, tenez : voilà un type qui me plaît. »

Et il se lança dans un poème familier, qu'il dit avec un accent qui trahissait une connaissance plus que scolaire du français.

« Mais les plus grands poètes ont été les Chinois, reprit-il. Dans les plus petites choses ils révèlent l'univers et toute sa grandeur. Philosophes d'abord, ensuite poètes. Ils *vivaient* leur poésie. Nous, pour faire notre poésie, nous n'avons que la mort et la désolation. On ne peut écrire de poème sur une automobile ou une cabine téléphonique. D'abord, il faut que le cœur soit intact. Il faut qu'on soit capable de croire en quelque chose. Les valeurs qu'on nous avait enseigné à respecter, enfants, sont en mille miettes. Nous ne sommes plus des hommes — des automates. Nous ne prenons même aucun plaisir à tuer. La dernière guerre a détruit ce qui nous restait d'impulsions. Nous ne répondons pas ; nous réagissons. Nous sommes la légion sacrifiée des archanges défaits. Nous pendouillons dans le chaos et nos meneurs, plus aveugles que des chauves-souris, braient comme des ânes. Vous n'allez pas me dire que ce M. Roosevelt est un grand chef, non ? Impossible, pour qui connaît un peu l'Histoire. Un chef a besoin de l'inspiration d'une vaste vision : il lui faut, pour arracher son peuple au bourbier, de puissantes ailes ; il faut qu'il puisse l'extirper de la stupeur où il végétait comme le ver blanc et la limace. La cause de la liberté et de l'humanité n'aura pas fait un pas de plus parce qu'on aura mené de pauvres rêveurs faibles d'esprit à l'abattoir. Et de toute façon qu'est-ce qu'il a dans le ventre, qui le démange ? Est-ce que le Créateur l'a désigné pour être le Sauveur de la Civilisation ? Quand j'ai traversé la mare aux harengs pour aller me battre pour la Démocratie, je n'étais encore qu'un gosse. Je n'avais pas de grandes ambitions, ni le désir de faire de mal à personne. On m'avait élevé dans la croyance que répandre le sang était un crime contre Dieu et l'humanité. Eh bien, j'ai fait ce qu'on m'a dit de faire, en bon soldat. J'ai assassiné tous les salopards qui auraient voulu m'en faire autant. Que pouvais-je faire d'autre ? Bien sûr, on ne faisait pas que ça tout le temps. De temps à autre, on prenait du plaisir — un plaisir qui n'avait rien de commun avec ce que j'avais pu imaginer dans le genre aimable. En fait, rien ne ressemblait à ce que j'avais pu me figurer avant de traverser la mare. Vous le savez, ce qu'ils finissent par faire de vous, les vaches. Parole, votre propre mère ne vous reconnaîtrait pas si elle vous voyait en train de prendre votre plaisir — ou de ramper dans la boue et de coller une baïonnette dans le corps d'un type qui ne vous a jamais rien fait. Je vous jure, ç'avait fini par devenir si dégueulasse, si vénéneux, que je ne savais plus qui j'étais. Un chiffre, un numéro qui s'allumait comme un tableau lumineux quand l'ordre venait de faire telle ou telle chose. Impossible de dire de moi que j'étais encore un homme — pas un brin de sentiment ne me restait. Même pas un animal, sinon j'aurais eu le sens de me tirer de là. Les bêtes ne s'entre-tuent que lorsqu'elles ont faim. Nous tuons par crainte de notre ombre, par peur, si nous usions d'un tant soit peu de jugeote, d'être forcés d'avouer que nos glorieux principes ne sont que mensonges. Aujourd'hui, je n'ai plus de principes — hors-la-loi, voilà ce que je suis. Je n'ai gardé qu'une seule ambition — lamper assez de liquide tous les jours pour oublier le monde et sa ressemblance. Je n'ai jamais souscrit à cette histoire. On ne pourra jamais me convaincre que j'ai assassiné tous ces Allemands pour mettre au jour tant d'impiété et de chienlit. Non, m'sieur, je refuse de tremper dans cette affaire. Je m'en lave les mains. Je m'en frotte les pieds. Et si l'on vient me dire que je suis un mauvais citoyen, d'accord ! je suis un mauvais citoyen. Et après ? Croyez-vous que si je courais de côté et d'autre comme un chien enragé, si je réclamais une matraque et un fusil pour recommencer le jeu de massacre et d'assassinat, croyez-vous qu'alors je serais un bon citoyen ; bon, c'est-à-dire : tout juste assez bon pour voter démocrate ? Si je faisais ça, hein ! j'imagine qu'ils me donneraient à manger dans leur main ? Eh bien, je ne veux manger dans les mains de personne. Je veux qu'on me fiche la paix ; rêver mon rêve ; avoir la foi comme je l'ai eue naguère ; avoir foi dans la bonté et la beauté de la vie, croire que les hommes peuvent vivre entre eux en paix, dans l'abondance. Il n'est pas un salaud sur terre qui puisse me faire croire que pour rendre la vie meilleure il faut commencer par tuer de sang-froid un million, dix millions d'hommes. Non, m'sieur, ces vaches-là n'ont pas de cœur. Je sais que les Allemands ne valent ni plus ni moins que nous et, bon Dieu, je sais aussi d'expérience qu'il en est parmi eux qui valent sacrément mieux que les Français ou les Anglais. Cet instituteur dont nous avons fait un président, il croit qu'il a pensé à tout, hein ?

Non, mais, le voyez-vous se traîner sur les parquets de Versailles comme un vieux bouc, et tracer au crayon bleu des lignes frontières imaginaires ? Déplacer des frontières — je vous le demande : ça a-t-il un sens ? Les droits de douane, les taxes, les guérites, les blockhaus — à quoi ça sert-il, dites-moi ? Si les pauvres d'Angleterre ne peuvent arriver à vivre quand leur pays possède le plus grand empire qui ait jamais existé, comment pourront-ils vivre quand leur empire s'écroulera ? Pourquoi n'émigrent-ils pas au Canada, en Afrique, en Australie ? Il y a autre chose que je ne comprends pas. Nous avons toujours l'air de penser que nous avons raison, que nous avons le meilleur gouvernement du monde. Qu'en savons-nous ? Avons-nous essayé les autres jusqu'à en être dégoûtés ? Est-ce que tout va si bien ici, que nous ne puissions supporter l'idée d'un changement ? Et si, en toute bonne foi, moi je croyais dans le fascisme ou le communisme, la polygamie ou Allah et son prophète ou le pacifisme, n'importe : en l'un de nos nombreux tabous actuels, dans ce pays ? Que se passerait-il, hein ! si j'ouvrais ma grande gueule ? Parole, vous n'osez même pas protester contre la vaccination, quand les preuves abondent qu'elle fait plus de mal que de bien. Où est-elle, cette liberté, cette franchise dont nous nous vantons ? Il faut, pour être libre, être en odeur de sainteté auprès de ses voisins, et même alors, le bout de corde qu'on vous lâche n'est pas généreux. Essayez donc d'être fauché et sans travail — votre liberté ne vaudra pas un clou. Pour peu que vous soyez vieux par-dessus le marché, c'est la misère noire. La bonté, ils la gardent pour les animaux, les fleurs et les dingos. La civilisation, c'est une aubaine pour les inaptes et dégénérés — quant aux autres, elle les brise ou les démoralise. Pour ce qui touche au confort, au bien-être, je me trouve mieux en prison que dehors. Dans le premier cas, c'est la liberté qu'on vous retire ; dans le second, c'est votre qualité d'homme. Qui consent à jouer le jeu — à lui les voitures, les hôtels particuliers, les maîtresses, le pâté de foie gras et le bordel qui s'ensuit. Mais qui a envie de jouer le jeu ? En vaut-il la peine ? Avez-vous jamais vu un millionnaire qui fût heureux ou qui eût le moindre respect de soi ? Êtes-vous jamais allé à Washington ? Avez-vous jamais vu nos briseurs, je veux dire nos faiseurs de lois, en pleine session ? Ça, c'est un spectacle ! Si seulement on les costumait en forçats, si on les foutait derrière des barreaux, vêtements rayés, et pioche, et pelle et tout, chacun s'y tromperait et les croirait chez eux. Ou tenez : regardez les têtes de nos vice-présidents : on se croirait à l'anthropométrie. J'étudiais leurs physionomies, l'autre jour, dans la vitrine d'une épicerie. Jamais je n'ai vu une grappe de visages humains plus mesquins, plus rusés, plus laids, plus fanatiques. Et voilà le genre de types dont on fabrique des présidents chaque fois que survient un assassin. Oui, un assassin. J'étais assis au restaurant le lendemain des élections — là-haut dans le Maine — et mon voisin voulait parier avec un autre que Roosevelt n'arriverait pas au bout de ses quatre ans. Cinq contre un — mais personne ne voulait relever le pari. Ce qui me frappa, ce fut que la servante, à qui personne n'avait fait attention, fit soudain remarquer d'une voix tranquille que "nous étions à peu près mûrs pour un nouvel assassinat". Ça n'a jamais l'air beau, un assassinat, quand il s'agit d'un président ; c'est chose courante pourtant, banale, et qui n'excite pas tant les gens. Dans mon pays parfois, on fouettait un nègre jusqu'à ce qu'il en crève, histoire de montrer aux visiteurs comment ça se pratiquait. Et ça se fait encore, dans le privé, j'imagine. Cacher les choses, c'est le progrès. Prenez la nourriture, par exemple... Bien sûr, je n'ai plus ni goût ni palais, vu tout ce liquide dont je m'inonde l'intérieur. Mais le type à qui il reste quelques papilles doit se trouver drôlement mal des saloperies qu'on lui donne à manger dans les restaurants. On est en train de découvrir que ça manque de vitamines. Et puis ? Croyez-vous que c'est le régime qu'on change, ou le cuistot ? Non, on vous donnera la même saloperie, en y ajoutant les vitamines nécessaires. Ça, c'est ce qu'on appelle la civilisation — connerie sur connerie. Eh bien, moi, je vais vous dire — moi je suis civilisé, si bougrement civilisé que je préfère prendre mon poison nature. Si j'avais mené ce qu'on appelle une vie "normale", je ne passerais pas la cinquantaine et bientôt ma carcasse pourrirait sur le fumier. J'ai quarante-huit ans et me porte comme un charme : je fais toujours le contraire de ce qu'on me dit de faire. Si *vous* meniez pendant quinze jours le genre de vie que je mène, vous seriez à l'hôpital avant longtemps. Alors, qu'est-ce que ça change, je vous le demande ? Si je ne buvais pas, j'aurais un autre vice — ravisseur d'enfants, peut-être, Jack l'Éventreur en mieux, qui sait ? Et si je n'avais pas de vices, je ne serais qu'un pauvre mec, une poire comme tant de millions d'autres, et où ça me mènerait-il ? Croyez-vous que je tirerais la moindre satisfaction de crever à la tâche, comme on dit ? Tu parles ! J'aime mieux crever sur un lit d'hôpital, dans la salle des alcooliques, avec les déchus et les vauriens. A tout le moins, si cela m'arrive, aurai-je la satisfaction de dire que je n'avais qu'un seul maître — Johnny Whisky. *Vous* avez des milliers de maîtres, perfides, insidieux, qui vous torturent jusque dans le sommeil. Moi je n'en ai qu'un — plus un ami qu'un bourreau de travail, à vrai dire. Il m'arrive par sa faute de me trouver dans de beaux draps, mais jamais il ne ment. Jamais il ne dit : « Franchise, « liberté, égalité » ou autre connerie de ce genre. Tout ce qu'il me dit, c'est : « Je te ferai si fin soûl que tu ne seras « même pas fichu de te reconnaître », et c'est de cela que j'ai soif. Bien sûr, si M. Roosevelt ou tout autre politicien était capable de me faire une promesse et de la tenir, j'aurais pour lui quelque respect. Mais qui a jamais entendu dire qu'un diplomate ou un politicien ait tenu ses promesses ? C'est comme si on attendait d'un missionnaire qu'il donne sa fortune aux hommes et aux femmes à qui il l'a extorquée et volée. C'est des choses que ça se fait pas. »

Il poursuivit ainsi sans discontinuer — monologuant sans fin sur la perfidie, la cruauté et l'injustice de l'homme envers l'homme. C'était vraiment dans le fond un type très bien, plein de bons instincts, avec en lui tout ce qu'il fallait pour faire un bon citoyen de l'univers, hormis le fait qu'en un point du parcours il s'était trouvé projeté hors de l'orbite de la société sans le moindre espoir de retour. De l'espoir, je voyais que Rattner en avait pour lui, aux questions dont il l'interrompait de temps à autre. Sur le coup de deux heures du matin, il avait assez d'optimisme pour penser qu'avec un peu de persévérance il pourrait encore jeter une graine d'espérance dans ce cœur endurci. Pour moi, en dépit de la bienveillance que j'éprouvais pour ce type, la tentative me semblait tout aussi inutile que s'il s'était agi de récupérer le mauvais pays de l'Arizona ou du Dakota. Tout ce que peut faire la société pour les gens de cette espèce, c'est d'être bonne et indulgente — ce qui est trop lui demander. De même que la terre elle-même, dans sa volonté sans fin d'expériences, vient à bout de ressources dans certaines régions, et renonce, pour ainsi dire — de même les individus. Le désir de tuer l'âme, car c'est à cela que revient la chose, est un phénomène qui exerce sur moi une fascination extraordinaire. Parfois l'individu y puise une grandeur qui n'a d'égal que le combat sublime que livrent ces hommes que nous rangeons dans la catégorie des êtres supérieurs. Parce que dans le geste de négation, accompli sans compromis, en toute pureté, se retrouvent aussi toutes les qualités de l'héroïsme. Les faibles sont incapables de se précipiter ainsi hors du train du monde. Ils se bornent à succomber, pendant que les autres, ceux dont le caractère comme l'esprit vont à sens unique, travaillent la main dans la main avec le sort, le provoquant pour ainsi dire, et en même temps le moquant. Invoquer le sort, c'est s'exposer au chaos que les forces aveugles de l'univers sont toujours prêtes à mettre en marche dès que la volonté de l'homme s'effondre. L'homme de destinée se situe à l'autre pôle : il donne l'exemple de la nature miraculeuse de l'homme, en ce sens que les mêmes forces aveugles semblent alors domptées, contrôlées, dirigées vers l'accomplissement des fins microscopiques qui sont le propre de l'homme. Mais d'un côté comme de l'autre, il faut à l'homme pour agir, s'arracher complètement, quitter la trame fixe et réactionnaire de l'individu ordinaire. Voter pour l'anéantissement de l'être — cela même exige une sorte de travail d'approche cosmique. Il faut à l'homme une vue bien définie de la nature des choses pour dépouiller ces mêmes choses. Il est mille fois plus facile de se suicider que de tuer l'âme. Car le doute persiste toujours (que la force de destruction la plus indomptable ne peut réduire à néant) de l'impossibilité de la tâche. Si l'acte de volonté pouvait suffire à l'accomplir, on n'aurait pas besoin de recourir au sort. Mais c'est justement parce que la volonté cesse de fonctionner que l'individu sans espoir capitule et se rend aux puissances. En bref, il est contraint de renier le seul acte qui impliquerait sa délivrance des tortures. Notre ami s'était livré pieds et poings liés à Johnny Whisky. Mais, passé une certaine limite, Johnny Whisky perd tout pouvoir d'action. Quand bien même on parviendrait à rassembler à son aide toutes les forces d'inhibition et de paralysie de l'univers, il persisterait toujours une frontière, une barrière que l'homme seul, l'homme lui-même, peut franchir et forcer. On peut tuer le corps, mais l'âme est immortelle. Cet homme, notre ami, aurait pu se tuer plus de mille fois s'il y avait vu le moindre espoir de résoudre son cas. Mais il avait choisi de retomber, de se tapir, froid et inerte comme la lune, d'écraser dans l'œuf toute impulsion féconde et, à force d'imiter la mort, de la parachever enfin au cœur même de son être.

Sa parole était un cri du cœur. On lui avait brisé le cœur, disait-il, et c'était faux. On ne brise pas ainsi le cœur. On peut le blesser, faire que l'univers entier apparaisse comme un vaste lieu de torture et d'angoisse. Mais la capacité du cœur à endurer la souffrance et les tourments ne connaît pas de limites. Sinon il y a beau temps que la race aurait péri. Tant que le cœur pompe le sang, il pompe aussi la vie. Et la vie se vit à des niveaux si disparates qu'en certains cas on peut la croire pratiquement éteinte. Il y a autant de contrastes violents entre les diverses façons dont les êtres humains vivent la vie que de surprises dans le passage du monde des poissons à celui des minéraux ou des végétaux. Quand nous parlons de société humaine, nous appliquons ce terme à une réalité qui défie toute définition. La pensée, le comportement de l'homme échappent aux limitations du mot ou de la phrase. Les êtres humains se meuvent en constellations qui, contrairement aux astres, ignorent la fixité. Une histoire, tel le présent récit, peut avoir un intérêt et un sens pour certains agrégats d'êtres, comme elle peut, pour d'autres, être dénuée de charme ou de valeur. Quel sens aurait Shakespeare pour un Patagon, à supposer qu'on pût lui enseigner la langue ? Que peut bien signifier « Les Divers Aspects de l'expérience religieuse » pour un Indien Hopi ? L'homme va pensant que l'univers est tel ou tel, dans la simple mesure où il ne s'est jamais trouvé projeté hors du ru où il rampe comme un ver. Pour le civilisé, la guerre n'est pas toujours la grande déchirure, dans la trame où se complaît le jour le jour. Certains, et je crains qu'ils ne soient en bien plus grand nombre que la plupart d'entre nous ne voudraient le croire, voient dans la guerre un intermède stimulant, sinon entièrement plaisant, aux labeurs et aux tristesses de la vie courante. La présence de la mort donne pour ces gens de l'épice à la chose, réveille et accélère leurs cellules nerveuses d'ordinaire abruties. Mais il en est d'autres, comme notre ami, qui, dans leur révolte contre la vanité des tueries, se rendant compte amèrement qu'ils sont impuissants à jamais y mettre fin, choisissent de se retirer de la société et si possible de détruire jusqu'à leur chance de revenir un jour sur cette terre en un moment lointain et plus propice de l'histoire humaine. Ils ne veulent plus rien avoir à faire avec l'homme ; leur seul désir est de tuer l'expérience dans l'œuf. Et naturellement, leur impuissance dans ce domaine est égale à celle qu'ils déploient dans leurs efforts pour éliminer la guerre. Mais ils constituent une catégorie captivante d'individus et finissent, du point de vue de la race, par avoir leur valeur, ne serait-ce que pour le fait qu'ils jouent le rôle de sémaphores dans ces périodes ténébreuses où l'on dirait que nous nous ruons tête baissée vers l'annihilation. L'homme qui manœuvre les signaux demeure invisible et c'est en lui que nous mettons notre confiance, mais tant que nous collons aux rails, l'éclair des sémaphores nous offre une consolation éphémère. Nous comptons sur le mécanisme pour nous mener vivants à bon port. Assis, les bras croisés, nous remettons notre sécurité en d'autres mains. Mais le meilleur mécanicien du monde ne peut nous mener que sur un parcours bien tracé. *Notre* aventure se situe hors de tout tracé, où le courage, l'intelligence et la foi sont nos seuls guides. S'il est pour nous un devoir, c'est de nous fier à nos propres pouvoirs. Il n'est personne d'assez grand, d'assez sage pour que nous nous en remettions à lui de notre destinée. La seule façon qu'un homme puisse avoir de nous conduire, c'est de nous rendre la croyance dans notre propre faculté de nous guider. C'est là une pensée qu'ont toujours réaffirmée les plus grands hommes. Mais ceux qui nous éblouissent et nous égarent sont ceux-là mêmes qui nous promettent ce que, honnêtement, personne ne peut s'engager à tenir — la tranquillité, la sécurité, la paix, etc. Et les plus décevants de tous ces prometteurs sont ceux qui nous commandent de nous entre-tuer dans l'espoir d'atteindre un but fictif.

Comme notre ami, des milliers, des millions peut-être, d'hommes ouvrent les yeux et voient leur erreur, sur le champ de bataille. Trop tard. Au moment où ceux qu'ils n'ont plus le moindre désir de tuer sont déjà sur eux, prêts à leur couper la gorge. Plus de choix alors : tuer ou se faire tuer ; et que l'on tue sachant ce que cela veut dire ou non, n'importe. Meurtre à perpétuité — jusqu'au jour où les sirènes proclament en hurlant la trêve. Quand vient la paix, elle descend sur un monde trop épuisé pour avoir la moindre réaction, hormis un sentiment stupide et muet de soulagement. Les timoniers, qui se sont vu épargner les horreurs du combat, jouent alors leur rôle ignominieux où la cupidité et la haine se disputent à l'envi la puissance suprême. Et ceux qui portèrent le poids brut de la lutte sont trop écœurés et dégoûtés pour témoigner d'un désir de participer au nouvel ordre du monde. Tout ce qu'ils demandent, c'est qu'on leur fiche la paix et qu'on les laisse s'offrir le luxe de s'adonner au triste rythme routinier qui leur avait paru naguère si monotone et vide. Quelle différence ne présenterait pas l'ordre nouveau si l'on pouvait consulter l'ancien combattant au lieu du politicien ! Mais la logique veut que nous commandions à des millions d'innocents de se massacrer les uns les autres, et, le sacrifice accompli, nous autorisions une poignée d'ambitieux et de bigots qui n'ont jamais su ce que c'est que la souffrance, à remettre en ordre notre vie. Quelle chance un individu solitaire a-t-il de ne pas être d'accord, quand il n'a, pour sanctionner sa protestation, que ses blessures ? Qui se soucie de cicatrices, la guerre finie ? Qu'on ne les voie plus, n'en parle plus, tous ces blessés, ces moignonneux, ces mutilés ! Au boulot ! Qu'ils reprennent la vie où ils l'avaient laissée, ceux d'entre eux qui en ont encore la force ou le pouvoir ! Pour les morts, quelques monuments feront l'affaire ; les mutilés, une pension et qu'on n'en parle plus. Pas de temps à perdre — les affaires sont là, comme d'habitude ; pas de faiblesse, pas de sentiments inutiles à propos des horreurs de la guerre. Quand viendra la prochaine, nous serons prêts ! *Und so weiter...*

Telles étaient mes pensées, pendant que notre homme et Rattner échangeaient des anecdotes sur leurs expériences en France. Je mourais d'envie d'aller me coucher. Par contre, notre ami s'éveillait de plus en plus, de toute évidence ; je savais qu'avec un peu d'encouragement il nous régalerait de ses histoires jusqu'à l'aube. Plus il parlait de ses malheurs et plus, cela ne laissait pas d'être curieux, il semblait être de bonne humeur. Quand nous parvînmes à le persuader de sortir, il rayonnait positivement. Dans la rue, il se reprit à se vanter de son état de santé extraordinaire — foie, rognons, tripes, poumons, tout était parfait ; la vue, surnormale. Il était clair qu'il ne pensait plus à ses lunettes en morceaux, ou peut-être, après tout, ce détail n'avait-il été qu'une histoire inventée pour entrer en matière.

Il nous restait quelque distance à parcourir avant d'arriver à l'hôtel. Il déclara qu'il nous accompagnerait, étant donné qu'il avait lui-même l'intention de ne pas tarder à rentrer. Il y avait, dans le voisinage, des hôtels à bon marché, croyait-il, où il trouverait une chambre pour prendre quelques heures de repos. Il faisait quelques pas et s'arrêtait net, se plantant devant nous et s'étendant à perte de vue sur un incident qu'il estimait évidemment capital et que nous devions écouter à tout prix. Ou peut-être était-ce son désir inconscient de retarder d'autant le moment où nous rejoindrions nos lits, comme un nid chaud et confortable ? Plus d'une fois, nous trouvant enfin à proximité de l'hôtel, nous lui tendîmes la main pour lui souhaiter bonne nuit, en vain — elle retombait et nous demeurions patiemment, un pied dans le caniveau, l'autre sur le rebord du trottoir, écoutant son récit jusqu'au bout.

Je finis par me demander s'il avait les quelques sous nécessaires pour se payer un plumard. J'allais lui poser la question quand Rattner, dont l'esprit travaillait évidemment dans le même sens, prit les devants. Avait-il de quoi se payer une chambre ? Quoi ? Bien sûr, à peu près certainement : il avait compté sa monnaie au restaurant. Si, si, il était sûr d'avoir assez — sinon il nous demanderait de compléter le compte. De toute façon, là n'était pas l'important. Où en était-il ? Ah ! oui, le Nevada... les villes démentes, les villes fantômes où il avait vécu... le bistrot construit tout en bouteilles de bière et le piano mécanique rapporté du Klondike qu'il avait roulé dehors une nuit en plein désert, rien que pour entendre le bruit que ça ferait dans cette immense solitude. Oui, les seuls types avec qui ça valait la peine de parler, c'étaient les piliers de bar. Comme lui, ils vivaient dans le passé. Un jour, il écrirait tout ça.

« A quoi bon vous donner ce mal ? lui demandai-je.

— Vous avez peut-être raison, me dit-il, passant dans l'épaisseur bouclée de ses cheveux ses doigts tachés de tabac. Je vais vous demander une cigarette, reprit-il. Je n'en ai plus une seule. »

En l'allumant à l'une des nôtres, il se lançait déjà dans une autre histoire.

« Écoutez, dis-je, soyez bref, hein ! je tombe de sommeil. »

A un train d'escargot, nous traversâmes la rue, en direction de l'hôtel. Il bouclait son récit, que j'avais déjà la main sur le bouton de la porte, prêt à en finir. Nouvelles poignées de main, quand il lui vient soudain à l'esprit de compter sa monnaie.

« Je crois bien qu'il va falloir que vous me prêtiez trois *cents*, dit-il.

— Deux dollars, si vous voulez, commençâmes-nous tous deux ensemble, Rattner et moi.

— Oh ! non, pas tant que ça. » Il recommencerait à boire, tel qu'il se connaissait. Et il ne voulait pas recommencer tout de suite — se reposer d'abord un peu.

Il ne nous restait plus qu'à lui donner les trois *cents* et ce qu'il pouvait y avoir encore de cigarettes dans nos poches. Cela faisait mal à Rattner de lui tendre cette menue monnaie.

« Pourquoi ne prenez-vous pas au moins un demi-dollar ? lui dit-il. Ça vous servira pour le petit déjeuner.

— Si vous me donnez un demi-dollar, répondit-il, ça me servira probablement à acheter une paire de bougies que j'irai planter au monument de Robert Lee, en haut de la rue. C'était son anniversaire aujourd'hui, vous savez. Les gens l'ont oublié déjà. Ils ronflent tous à l'heure qu'il est. J'ai un faible pour Lee ; je révère sa mémoire. C'était plus qu'un grand général — un homme de haute délicatesse et de grande compréhension. De fait, je crois que je vais aller faire un tour jusque-là avant de rentrer. La sorte de geste idiot que font les types de mon genre. Dormir n'est pas si important. Oui, je vais aller jusqu'au monument, faire un brin de causette avec Lee. Que le monde dorme en paix ! Voyez-vous, moi, je suis libre de faire ce qu'il me plaît. Je me trouve bien mieux, tel que je suis, qu'un milliardaire...

— Il n'y a rien d'autre que nous puissions faire pour vous ? dis-je, coupant court. Vous n'avez besoin de rien, la santé, le bonheur, vous avez tout... »

J'avais à peine prononcé le mot de bonheur qu'il changea soudain de visage et que, m'empoignant les bras et serrant comme un étau de fer, il me fit tourner sur moi-même, plongea dans mes yeux un regard que je n'oublierai plus et éclata :

« *Le bonheur ?* Écoutez, vous qui êtes écrivain — *vous*, on ne devrait pas vous la faire. Vous savez bien que je mens. *Le bonheur ?* Par exemple ! mais vous avez devant vous l'homme le plus misérable du monde. »

Il s'arrêta, le temps d'essuyer une larme. Il me tenait

toujours à pleines mains, décidé apparemment à me forcer à l'entendre jusqu'au bout.

« Ce n'est pas par hasard que je me suis cogné dans vous ce soir, poursuivit-il. Je vous avais vus venir de loin et repérés tous les deux. Je savais que j'avais affaire à des artistes, c'est pourquoi je vous ai pris au collet. Je choisis toujours les gens à qui je veux parler. Je n'ai pas perdu de lunettes au bistrot ; pas plus que je n'ai donné de voiture à vendre ; mais tout le reste de ce que je vous ai dit est vrai. Je traîne de place en place, voilà tout. Il y a quelques semaines encore, j'étais en tôle. Ils m'ont toujours à l'œil — il y a un type dans cette ville qui me suit à la trace, je le sais. Au moindre faux pas, ils me boucleront à nouveau. Je joue à cache-cache avec eux. Il suffirait que je m'endorme par accident sur un banc du square pour qu'ils me tombent dessus. Pas si bête. Je m'en vais prendre l'amble et me balader à loisir, et quand je me sentirai en forme et fin prêt je rentrerai. Le patron du bar me donnera un lit demain matin... Voyez-vous, je ne sais pas ce que vous écrivez, mais prenez toujours ce tuyau en passant : ce qu'il faut, c'est apprendre à connaître la souffrance. On ne peut pas devenir un grand écrivain si on n'a pas souffert... »

Rattner allait intervenir et prendre ma défense. Je lui fis signe de n'en rien faire. Quelle chose étrange pour moi, que d'entendre un homme m'inviter à souffrir ! J'avais toujours pensé que j'avais eu plus que ma part de souffrance. Il était clair que rien n'en transparaissait sur mon visage. Ou alors ce type était si plein de ses propres malheurs qu'il ne pouvait ou ne voulait reconnaître la marque sur les autres. Je le laissai donc galoper à son aise. Je bus jusqu'à la dernière goutte de ses discours sans chercher une seule fois à l'interrompre. Quand il eut fini, je lui tendis la main une dernière fois pour lui dire au revoir. Il la prit entre les siennes et la serra chaleureusement.

« Je vous ai soûlé de mots, hein ? dit-il, le visage illuminé de ce sourire étrange et extatique. Tenez, je m'appelle Un Tel. »

On eût dit quelque chose comme Allison ou Albertson.

Il se mit à fouiller ses poches à la recherche de son portefeuille.

« J'aimerais vous laisser une adresse, continua-t-il, où vous pourriez m'envoyer un mot. »

Il cherchait quelque chose sur quoi écrire, mais ne pouvait trouver ni carte ni morceau de papier blanc dans le monceau de documents qu'il charriait dans son épais portefeuille.

« Donnez-moi la vôtre, alors, dit-il. Ça fera l'affaire. Je vous écrirai un de ces jours. »

Rattner notait déjà son nom et son adresse. Il prit la carte et la rangea soigneusement dans le portefeuille. Il attendait que j'écrive la mienne.

« Je n'ai pas d'adresse, lui dis-je. D'ailleurs, nous n'avons plus rien à nous dire. Je n'ai pas l'impression que nous nous reverrons jamais. Vous n'avez qu'une idée dans la tête, c'est de vous détruire ; je ne peux vous en empêcher, ni personne. A quoi bon faire semblant que nous nous écrirons ? Demain, je serai parti et vous aussi. Tout ce que je puis vous dire, c'est bonne chance. »

Sur quoi, j'ouvris la porte et pénétrai dans le hall de l'hôtel. Rattner continuait à lui dire au revoir.

Pendant que j'attendais le liftier, il me fit signe de la main, joyeusement. Je lui répondis de même. Il demeura immobile un instant, vacillant sur ses talons et hésitant apparemment à se diriger vers le monument ou à chercher un gîte. Au moment même où le liftier mettait en marche l'ascenseur, il nous fit signe d'attendre. En réponse, je lui signifiai qu'il était trop tard.

« Continuez », dis-je au liftier.

Tandis que l'ascenseur montait, nous dérobant à sa vue, notre ami resta piqué devant l'hôtel, son regard montant avec nous, sans expression. Je n'avais nullement l'impression de commettre un acte dégoûtant en le plantant de la sorte. Je regardai Rattner pour voir ce qu'il en pensait. Il eut comme un haussement d'épaules.

« Que peut-on faire pour ce genre de type ? me dit-il, il ne veut pas qu'on l'aide. »

En entrant dans la chambre et donnant de la lumière, il ajouta :

« Il ne fait pas de doute que tu lui as porté un coup terrible en lui disant qu'il était heureux. Sais-tu ce que j'ai cru qu'il allait faire ? Te casser la gueule. As-tu remarqué sa tête, alors ? Et quand tu as refusé de lui donner ton nom et ton adresse, ma foi, ça l'a achevé. Pour moi, je n'aurais pas pu. Je ne te fais pas de reproches — je me demande seulement *pourquoi* tu as agi ainsi. Tu aurais pu tout aussi bien le laisser choir en douceur, non ? »

J'étais sur le point de sourire ; mais tant d'idées s'engouffraient dans mon crâne à la fois que j'oubliai et fronçai les sourcils à la place.

« Comprends bien, reprit Rattner, se méprenant sur mon expression. Je trouve que tu as été bougrement patient. Tu n'as presque rien dit de la soirée...

— Ce n'est pas ça, lui dis-je. Ce n'est pas à moi que je pense. C'est à tous les types de ce genre que j'ai rencontrés dans ma vie, c'est-à-dire en bien peu de temps. Écoute, t'ai-je jamais raconté ce qu'a été ma vie à la compagnie du télégraphe ? Bon Dieu, il est tard et je sais que tu es aussi éreinté que moi. Mais je m'en tiendrai à une ou deux choses. Je n'ai pas l'intention de me défendre, ne t'y trompe pas. J'ai tort, si tu veux. Peut-être aurais-je pu faire ou dire quelque chose — quoi ? comment ? je n'en sais rien. Et je l'ai laissé tomber, d'accord. Qui plus est, j'ai dû le blesser profondément. Mais j'ai cru lui faire du bien, libre à toi de me croire. Pas une fois je ne l'ai contredit, ou critiqué, ou pressé de changer de façons, tu en conviendras ? Non, ce n'est pas mon genre. Quand un type est décidé à mal finir, je l'y aide — je lui donne un petit coup d'épaule si besoin est. S'il a envie de se remettre debout, je l'aide aussi. Tout ce qu'il demande. Je crois qu'il est bon de laisser un type faire ce qu'il lui plaît, bien ou mal, parce que éventuellement nous nous retrouvons tous au même endroit. Mais ce que j'allais te dire, c'était ceci : j'ai entendu tant d'histoires effrayantes, rencontré tant de types comme cet Allison Albertson, qu'il n'y a plus en moi deux grammes de sympathie qui restent. C'est horrible à dire, mais c'est vrai. Mets-toi ça dans la tête : en un seul jour, il m'est arrivé de voir une bonne demi-douzaine de types s'effondrer en larmes devant moi et me supplier de faire quelque chose, sinon pour eux, pour leur femme et leurs enfants. Durant quatre ans, je n'ai pas dormi plus de quatre ou cinq heures par nuit, en grande partie parce que je voulais aider des gens qui n'avaient même plus la force de s'aider eux-mêmes. L'argent que je gagnais, je le donnais. Quand je ne pouvais pas trouver de travail à un type, j'allais voir mes amis pour les supplier de lui donner le boulot dont il avait besoin. Je les ramenais chez moi, leur donnais à manger, les faisais coucher sur le plancher quand les lits étaient pleins. Je me suis fait engueuler de tous les côtés pour avoir trop bien agi et négligé ma femme et mon enfant. Mon singe me tenait pour un idiot et au lieu de louer mes efforts, m'engueulait à longueur de journée. J'étais toujours pris entre deux feux, d'en haut comme d'en bas. J'ai fini par me rendre compte que, quoi que je pusse faire, c'était une goutte dans le vase. Je ne veux pas dire que je suis devenu indifférent, que je me suis endurci. Non, mais je me suis rendu compte qu'il faudrait une révolution pour apporter un changement appréciable dans les conditions actuelles de vie. Et quand je dis une révolution, je veux dire une vraie, quelque chose de plus radical et de plus total que la révolution russe, par exemple. Et cela, je le pense toujours, mais je pense aussi que cela ne peut se faire ni politiquement ni économiquement. Cela ne dépend pas des gouvernements. Des individus seulement, chacun s'y employant tranquillement dans son petit coin. Une révolution du cœur, voilà ce que ça doit être. Il faut que notre attitude envers la vie change radicalement. Il nous faut nous hisser d'un cran, atteindre à un niveau d'où nous puissions embrasser la terre d'un seul coup. Avoir une vision du globe embrassant tous les peuples qui l'habitent — jusques et y compris l'homme le plus bas et le plus primitif. Pour en revenir à notre ami... Ai-je été si méchant avec lui ? Tu sais parfaitement que je n'ai jamais refusé d'aider personne quand on me le demandait. Mais lui, ce n'était pas d'aide qu'il avait besoin. C'était de sympathie. Ce qu'il voulait, c'était que nous essayions de le dissuader de mener à bien son entreprise d'autodestruction. Et nous ayant attendris avec ses histoires à fendre l'âme, il se serait payé le luxe de nous dire non et de nous laisser secs comme je dis. Ça le stimule de faire ça. C'est pour lui une sorte de vengeance de tout repos, pour ainsi dire, qui compense son impuissance à se guérir de sa peine. Je n'ai pas l'impression qu'on aide un homme en quoi que ce soit en l'encourageant dans ce sens. Quand une femme pique une crise d'hystérie, le mieux qu'on ait à faire, tu le sais, c'est de lui envoyer une bonne gifle en travers de la figure. Il en va de même avec ces pauvres diables : il faut les forcer à comprendre qu'ils ne sont pas les seuls à souffrir en ce monde. Leur souffrance devient pour eux une sorte de vice. Il se pourrait qu'un psychanalyste pût guérir ce type — comme il se pourrait qu'il échouât. De toute façon, comment t'y prendrais-tu pour le conduire chez un psychanalyste ? Tu ne supposes pas qu'il prêterait l'oreille à ce genre de suggestion, non ? Si j'avais été moins fatigué, et plus riche, j'aurais essayé un autre truc. Je lui aurais acheté de quoi boire — pas seulement une bouteille, mais une caisse de whisky, ou deux, ou trois si possible. J'ai essayé le truc un jour sur un de mes amis — ivrogne invétéré lui aussi. Sais-tu qu'il entra dans une telle rage à la vue de toutes ces bouteilles qu'il n'en déboucha pas une seule ? Je lui avais fait un affront, prétendit-il. Cela ne m'affecta pas le moins du monde. J'avais plutôt soupé de ses grimaces. Sobre, c'était un seigneur ; soûl, il était impossible. Toujours est-il que, par la suite, chaque fois qu'il venait me voir, à peine avait-il ouvert la bouche pour parler de boire, je lui préparais d'un coup une demi-douzaine de verres. Et le laissant en train de débattre s'il allait y toucher ou non, je m'excusais et courais acheter d'autre boisson. Le truc a marché — du moins dans ce cas-là. Il m'en coûta son amitié, mais cela l'empêcha de continuer à jouer les ivrognes devant moi. Dans certaines prisons que je connais, on a essayé des systèmes semblables. Quand un type ne veut pas travailler, on ne l'y force pas. Au contraire, on l'installe dans une cellule confortable, on lui donne à manger tant qu'il veut, cigares, cigarettes, vin ou bière à son goût, domestique, tout ce qu'il veut, sauf la liberté.

Au bout de quelques jours de ce régime, d'ordinaire le type supplie qu'on le laisse travailler. L'abondance de biens devient tout simplement intolérable à l'homme. Donne-lui tout ce qu'il veut, plus même, tu le guériras de ses appétits neuf fois sur dix. Tout cela est si bougrement simple — étrange que nous tirions si peu de profit de telles idées. »

Après m'être fourré au lit et avoir éteint la lumière, je m'aperçus que je n'avais pas envie de dormir. Souvent, quand j'ai écouté parler un type pendant une soirée, me changeant en poste récepteur, je demeure éveillé au lit et répète mentalement d'un bout à l'autre l'histoire que m'a contée le bonhomme. J'aime à vérifier l'exactitude de ma mémoire et m'exerce à retracer les incidents innombrables que peut relater quelqu'un durant plusieurs heures, surtout si on lui laisse la bride sur le cou. Je pense toujours à ce genre de récits comme à un arbre énorme, tronc, branches maîtresses, ramures, feuilles, bourgeons. Racines, aussi, agrippées au sol banal de l'expérience humaine et qui font de toute histoire, si rocambolesque et invraisemblable soit-elle, une chose plausible, à condition qu'on accorde au bonhomme le temps et l'attention nécessaires. Ce qu'il y a de plus étonnant, pour pousser l'image jusqu'au bout, ce sont les bourgeons, c'est-à-dire les petits incidents qu'un homme, comme des semences, dépose souvent dans l'esprit et qu'on voit s'épanouir plus tard, quand le souvenir de l'individu s'est à peu près perdu. Il est des êtres qui déploient, dans le maniement de ces bourgeons, une habileté particulière. On dirait vraiment qu'ils ont le don de les greffer sur l'arbre de votre récit en sorte que leur éclosion paraît être votre fait, si grande soit votre surprise à l'idée que c'est de votre pauvre petite cervelle que sont nés de tels fruits.

Je disais donc que je tournais et retournais cette soirée dans ma tête et riais doucement en dedans de moi, en pensant à l'habileté avec laquelle j'avais découvert certaines falsifications, certaines déformations et omissions que l'on a peine à déceler quand on écoute très attentivement. Je venais de me rappeler qu'il avait admis avoir fabriqué certains détails, pour insister d'autant plus sur l'authenticité absolue du reste. Sur quoi, je me mis à rire, doucement toujours, mais haut. Rattner s'agitait de son côté, ne pouvant évidemment pas plus fermer l'œil que moi.

« Tu ne dors pas ? » lui demandai-je à voix basse.

Un grognement me répondit.

« Écoute, dis-je, je voudrais te demander quelque chose. Crois-tu qu'il nous a dit la vérité sur lui-même ?

— Hum !... hem !... » dit Rattner, trop fatigué, j'imagine, pour se lancer dans les subtilités de l'analyse.

Dans l'ensemble, il croyait dans la bonne foi du bonhomme.

« *Pourquoi ?* me demanda-t-il. Tu n'y crois pas ?

— Te rappelles-tu, repris-je, quand je l'ai touché au vif... te souviens-tu de la sincérité de ses accents ? Eh bien, c'est dans ce moment-là que je me suis méfié de lui. C'est dans ce moment-là qu'il nous a menti le plus — quand il a dit que tout le reste était vrai. Il n'y avait rien de vrai dans son histoire, pas même le détail de ton ami qu'il connaissait. Te souviens-tu de la rapidité avec laquelle il l'a marié avec sa sœur ? Pure invention, improvisée dans l'instant. J'étais justement en train de réviser l'affaire. Et je me rappelle très nettement comment, quand vous avez discuté de ton ami l'architecte, il enchaînait toujours sur une remarque que tu avais faite. Il t'attendait pour te donner la réplique. Il a l'esprit vif et certainement très fertile, je le lui concède, mais je me refuse à croire la moindre chose qu'il nous a dite, sauf peut-être qu'il a été mobilisé et qu'il en a pris un vieux coup. Et encore — il est possible qu'il triche sur ce point. As-tu jamais tâté du doigt un crâne de trépané ? Bien sûr, ce n'est pas le genre de chose qu'on invente, et pourtant, je ne sais pourquoi, je finirais par douter de ce que mes doigts m'ont dit. Un type à l'esprit aussi inventif peut raconter n'importe quoi de façon très convaincante. Note bien que, en ce qui me concerne, cela ne diminue en rien la réalité de son histoire. Que tout cela soit ou non arrivé, la vérité n'en est pas affectée. Il y a un instant, alors que je remâchais son récit, je me suis pris à déformer moi-même certains incidents, certaines de ses remarques, à seule fin d'améliorer l'ensemble. Non pour en accroître la vraisemblance, mais la vérité — tu saisis la différence ? J'ai vu la chose en son entier et la façon dont je la raconterais, si jamais j'en venais à ce stade... »

Rattner se mit à protester du caractère trop absolu de mon jugement, ce qui n'eut d'autre résultat que de me faire revenir à l'esprit l'extraordinaire poème que l'autre nous avait récité.

« Dis donc, repris-je, que penserais-tu si je te disais que le poème qu'il nous a sorti avec tant de brio était d'un autre ? Tu serais scandalisé ?

— Veux-tu dire que tu l'as reconnu — que tu l'avais déjà entendu ?

— Non, je n'irai pas jusque-là, mais je suis bigrement sûr qu'il n'était pas de lui. Pourquoi s'est-il mis à parler de sa mémoire inusitée, aussitôt après : cela ne t'a pas paru étrange ? Il aurait pu parler de mille autres choses ; non, il a fallu que ce fût de ça en particulier. D'ailleurs, il a trop bien récité ce poème. Les poètes, d'habitude, n'ont pas ce genre de talent en ce qui concerne leurs propres œuvres. Très peu de poètes se rappellent leurs vers, surtout si l'œuvre est longue, aussi longue que celle dont il est question. Pour réciter un poème en y mettant un tel sentiment, il faut que l'homme l'admire énormément ; et un poète, une fois son poème écrit, n'a de plus pressé que de l'oublier. De toute façon, il n'irait pas le soufflant comme une baleine au nez de tout-venant, Jean, Pierre ou Paul. Un mauvais poète, à la rigueur, mais ce poème n'était pas le fait d'un mauvais poète. De plus, une œuvre de ce calibre ne peut pas avoir pour auteur notre ami qui se vantait si libéralement des crottes qu'il pondait pour les magazines quand il avait besoin de se faire, honnêtement ou non, quelques sous. Non, il a appris par cœur ce poème parce que c'est là précisément la sorte de chose qu'il aurait aimé écrire lui-même, sans y arriver. J'en suis sûr.

— Il y a du vrai dans ce que tu dis », concéda Rattner en bâillant.

Il soupira et se retourna, face au mur. L'instant

d'après, il avait fait demi-tour et s'asseyait d'un bond sur son lit.

« Quoi ? lui dis-je. Une idée ?

— Bon Dieu, le type, mon ami, chose, machin... tu sais bien, l'architecte, mon copain. *Qui* a prononcé son nom le premier — *lui*, n'est-ce pas ? Alors, comment aurait-il menti ?

— Simple comme chou... Le nom de ton ami est connu de millions de gens. Il a choisi celui-là à cause de sa célébrité — pensant que cela donnerait plus de force à son histoire. C'est venu alors qu'il parlait de ses inventions, tu te souviens ? Il a lancé le coup au hasard dans le noir — et le hasard a fait qu'il a frappé juste.

— Il avait l'air d'être très au courant du type, reprit Rattner, toujours hésitant.

— Et après ? Ne sais-tu pas des tas de choses sur des gens que tu n'as jamais vus ? Pour peu qu'un type soit célèbre, nous savons souvent plus de choses sur lui que lui-même. D'ailleurs, rien n'empêche qu'il l'ait rencontré un jour dans un bistrot. Ce qui m'a paru peu catholique, c'est la façon dont il l'a marié en vitesse avec sa sœur.

— Ouais, il risquait gros, sachant que nous avions été si intimes.

— Mais tu lui avais déjà dit que vous ne vous étiez pas revus depuis que vous aviez été copains à l'armée, n'oublie pas. Non seulement il aurait pu lui coller une femme, mais une demi-douzaine de gosses en sus — comment aurais-tu prouvé le contraire ? De toute façon, c'est un détail qu'il est facile de vérifier. Fais-le : écris à ton copain pour voir s'il connaît ce type ou non.

— Tu parles, que je vais lui écrire, dit Rattner, sautant à bas du lit et se mettant en quête de son calepin. Tu m'as remonté à fond, maintenant. Bon Dieu, ce qui me dépasse, c'est que tu aies pu concevoir de tels soupçons et l'écouter comme tu l'as fait. Tu le regardais comme s'il t'avait apporté l'Évangile. Je ne te savais pas ce talent d'acteur.

— Rien à voir, me hâtai-je de reprendre. Sur le coup, j'ai cru vraiment tout ce qu'il racontait. Ou mieux, pour être plus exact, je ne me suis pas arrêté à me demander si ce qu'il disait était ou n'était pas vrai. J'écoute toujours une bonne histoire, et s'il arrive ensuite que c'était un mensonge, eh bien ! tant mieux — un bon mensonge me plaît autant que la vérité. Une histoire est une histoire, qu'elle prenne racine dans les faits ou dans l'imagination.

— A mon tour de te poser une question. A ton avis, pourquoi en voulait-il à ce point à Roosevelt ?

— Je n'ai pas l'impression qu'il lui en voulait autant qu'il le prétendait. Je crois que le seul motif qu'il avait d'introduire le nom de Roosevelt, c'était de nous amener à écouter ce poème grotesque qu'il avait concocté. Tu n'as pas été sans remarquer, j'espère, qu'il n'y avait pas de comparaison possible entre les deux poèmes. Celui sur Roosevelt était de *lui*, cela, j'en suis sûr. Il n'est qu'un pilier de bistrot pour fabriquer un morceau de non-sens aussi ingénieux. Très probablement, il n'a rien contre Roosevelt. Il voulait que nous admirions son poème ; puis, ne pouvant nous arracher une réaction, il s'embrouilla dans ses fils et relia Roosevelt avec Woodrow Wilson, le démon qui l'avait expédié en enfer.

— Tu ne peux nier qu'il avait l'air mauvais quand il parlait de la guerre. Je ne l'ai pas mis en doute une seconde quand il a dit qu'il avait massacré des tas de gens. Je n'aimerais pas le rencontrer la nuit, quand il est de mauvaise humeur.

— D'accord avec toi sur ce point. A mon avis, la raison de sa grande amertume en cette matière tient dans le fait qu'il a lui-même tué... J'allais presque dire qu'il est par nature un tueur, mais je le retire. Ce qui n'empêche que je pense que l'expérience des tranchées doit souvent révéler dans l'homme le tueur. Tueurs, nous le sommes tous, seulement, la plupart d'entre nous n'ont jamais l'occasion de cultiver le germe. Les pires des tueurs sont naturellement ceux qui ne bougent pas de chez eux. C'est plus fort qu'eux, d'ailleurs. Le soldat a une chance de laisser libre cours à ses sentiments, mais celui qui ne sort pas de chez lui n'a pas d'issue pour ses passions. On devrait commencer par liquider tous les journalistes, à mon idée. Ce sont eux qui sont à la source d'inspiration du crime. Comparé à ces oiseaux-là, Hitler est un idéaliste au cœur pur, à la conscience claire. Ce ne sont pas les correspondants que je veux dire. Ce sont les rédacteurs en chef et les plastrons qui ordonnent aux premiers d'écrire leurs poisons.

— Sais-tu, dit Rattner, d'une voix douce, réfléchie, sais-tu qu'il n'y a qu'un homme que j'aie vraiment eu envie de tuer, du temps que j'étais mobilisé — c'était le lieutenant, le lieutenant en second, de la compagnie.

— Je connais ça. C'est une histoire que j'ai entendue plus de mille fois. Et il s'agit toujours d'un lieutenant. Quiconque se respecte tant soit peu n'a pas envie d'être lieutenant. Je n'en connais pas qui n'ait un complexe d'infériorité. On me dit que la plupart d'entre eux finissent avec une balle dans le dos.

— Pis que cela, parfois. Le type dont je te parle, ma foi, je ne crois pas qu'on puisse haïr quelqu'un plus qu'on ne le détestait — et on, ce n'était pas seulement nous, mais ses supérieurs. Les officiers ne pouvaient pas le voir. Toujours est-il que — laisse-moi finir mon histoire... Vois-tu, après la démobilisation, tout le monde voulait lui faire la peau. J'ai connu des types qui sont venus exprès du Texas ou de Californie à New York dans l'espoir de mettre la main sur lui et de lui flanquer une rossée. Et quand je dis une rossée, je suis timide — je veux dire le dérouiller, l'aplatir comme une crêpe. Je ne sais si c'est vrai, mais on m'a raconté plus tard qu'il avait reçu tant de tournées qu'il se décida à changer de nom et à aller vivre dans un autre État. Tu te représentes ce que chose, machin aurait fait à ce genre de type, non ? Je ne crois pas qu'il se serait soucié de se salir les mains. Je crois qu'il aurait fait mouche ou qu'il lui aurait fendu le crâne d'un coup de bouteille. Et s'il lui en avait coûté la corde au cou, je crois qu'il n'aurait pas bronché d'un cil. As-tu remarqué la façon dont il a glissé sur l'histoire de cet ami qu'il avait assommé à coups de bouteille ? Il a raconté ça en passant, incidemment — cela m'a eu l'air vrai. S'il avait menti, il en aurait tiré avantage. Mais il a dit ça comme s'il n'en concevait ni honte ni fierté. C'était un fait, un point c'est tout. »

Il se tut. Je demeurai couché sur le dos, les yeux

grands ouverts, fixant le plafond. Certaines phrases tombées des lèvres de notre ami revenaient m'obséder, me harcelant sans trêve. La collection des vice-présidents des États-Unis, qu'il avait décrite avec tant d'exactitude, formait une image persistante. Je m'efforçais en diable de me rappeler dans quelle ville j'avais vu moi-même cette collection, dans la vitrine d'une épicerie. Chattanooga, très probablement. Et pourtant, ce ne pouvait être cela, parce que la même vitrine exposait une grande photo de Lincoln. Je me rappelais comme mon regard n'avait cessé d'aller et de venir de la collection anthropométrique des vice-présidents au portrait de la femme de Lincoln. J'avais eu pitié de Lincoln dans ce moment, non parce qu'on l'avait assassiné, mais à cause de cette piquée, de cette putain de femme dont on l'avait bâté et qui avait failli le rendre fou. Oui, comme disait la femme de Georgie, nous *faisions* notre possible pour faire de cet homme un héros. Et pourtant, pour prix de tout le bien qu'il avait voulu faire, que de mal n'avait-il pas coûté ! Il avait failli mener à la ruine le pays. Quant à Lee, par contre, il n'y avait, dans tout le pays, pas le moindre dissentiment sur sa grandeur d'âme. Avec le temps, le Nord s'éprend de plus en plus de lui... *La tuerie* — il y avait là quelque chose qui m'échappait. Qu'en était-il résulté ? Je me demandai si notre ami était bien remonté jusqu'au square pour se recueillir et communier avec l'esprit de l'homme qu'il révérait. Et ensuite ? Ensuite, il avait pris une chambre dans un hôtel à bon marché où il se battrait toute la nuit avec les punaises ? Et demain ? Après-demain ? Ils sont légion à se traîner ainsi. Et moi, moi tout fier de mon habileté de détective, et m'excitant parce que j'ai découvert quelques failles dans son histoire. Une révolution du cœur ! Bien dit, cela, mais en attendant je suis couché au chaud dans des draps propres. En train d'émonder, d'amender son histoire afin que, le moment venu de la coucher sur le papier, elle ait l'air plus authentique que le récit authentique du bonhomme. Essayant de me prouver qu'en donnant à cette histoire une allure réelle je rendrai les gens plus charitables et indulgents à l'égard des pauvres diables de ce genre.

Dégueulasse, tout cela ! Dégueulasse ! Il y a ceux qui donnent et pardonnent sans hésiter, sans questionner, et la race de ceux qui trouvent toujours mille et une raisons de ne pas venir en aide. Ceux-ci n'atteignent jamais la classe des autres. Jamais. Il y a un gouffre entre eux, plus béant que l'enfer. On est bon, indulgent, clément, tolérant, charitable de naissance. On ne le devient pas par religion ou éducation. En l'an 56927 de notre ère, il y aura encore et toujours ces deux classes d'êtres. Et entre les deux, toujours le même monde obscur, le monde de ces créatures fantomatiques que chasse et poursuit sans trêve une vaine inquiétude, et qui hantent les rues comme des âmes en peine, pendant que le monde dort...

Il n'y a pas si longtemps, moi aussi, j'appartenais à ce monde des ombres, et la même inquiétude me chassait. Moi aussi, j'errais au plus noir de la nuit, mendiant les quelques sous qui me permettraient d'emplir mon ventre vide. Et une nuit, sous la pluie, alors que je marchais la tête basse, remâchant ma misère pour toute nourriture, je me cognai dans un homme en cape et huit-reflets et, d'une voix faible et sans joie, je mendiai quelques sous comme à l'ordinaire. Et sans s'arrêter, sans même me jeter un regard, l'homme qui rentrait de l'Opéra fouilla dans la poche de son gilet, en retira une poignée de menue monnaie et me la jeta à la face. L'argent roula du trottoir jusque dans le caniveau. Je me redressai soudain, raide et durci de rage. Je me retrouvai soudain ressuscité, soufflant comme un taureau et prêt à foncer. Je brandis le poing et hurlai une insulte dans la direction qu'avait prise l'homme. Mais il s'était évanoui, hors de vue, sans bruit. Évanoui aussi mystérieusement qu'il était apparu. Un instant, je demeurai hésitant, ne sachant que faire — courir et le rattraper, lui vomir toute ma bile ou tranquillement me mettre en quête de la pluie de sous qu'il m'avait jetée. L'instant d'après, je riais comme un dément. Lui courir après, l'engueuler, le provoquer en duel ? Bon Dieu, il ne me reconnaîtrait même pas ! Qu'étais-je pour lui — rien, une voix dans la nuit mendiant une aumône. Je me redressai un peu plus encore et respirai profondément. Calmement, délibérément, je regardai autour de moi. La rue était vide, pas même un taxi. Je me sentis fort et purifié, comme après une volée que j'aurais méritée. « Espèce de vache ! dis-je à voix haute, regardant dans la direction qu'avait prise mon bienfaiteur invisible, je te dis merci, merci pour ce que tu as fait ! Tu ne peux savoir ce que tu viens de faire pour moi. Oui, m'sieu, merci, merci du fond du cœur. Je suis guéri. » Et riant doucement, tremblant de gratitude, je me mis à quatre pattes sous la pluie et ratissai le sol à la recherche des pièces mouillées. Celles qui avaient roulé dans le caniveau étaient pleines de boue. Je les lavai soigneusement dans une petite flaque d'eau de pluie, près d'un pilier du métro aérien. Puis j'en fis le compte lentement, délicieusement. Trente-six *cents* en tout. Pas si mal. Le sous-sol où nous demeurions était tout près. Je rapportai les pièces propres et brillantes à ma femme et les lui montrai triomphalement. Elle me regarda comme si j'avais perdu la tête.

« Pourquoi les as-tu lavées ? me demanda-t-elle nerveusement.

— Parce qu'elles étaient tombées dans le caniveau. Un ange à huit-reflets les y avait déposées pour moi. Il était si pressé qu'il n'a pas eu le temps de les ramasser à ma place...

— Tu ne te sens pas mal ? dit ma femme, me regardant anxieusement.

— Jamais je ne me suis senti aussi bien. Je viens d'être humilié, battu, traîné dans la boue et lavé dans le sang de l'Agneau. J'ai faim, pas toi ? Allons manger. »

Et ce fut ainsi qu'à trois heures dix du matin, un jour de Pâques, nous sortîmes en force de notre oubliette bras dessus bras dessous, pour aller commander deux steaks hambourgeois et du café dans la cafétéria graisseuse qui fait le coin de Myrtle Avenue et de Fulton Street. Jamais de ma vie, je ne m'étais senti l'esprit aussi frais et dispos. Après avoir adressé une courte prière à saint Antoine, je fis le vœu de demeurer ainsi, l'esprit frais et dispos et toujours en éveil, et si possible d'éveiller l'univers, concluant comme il sied *Amen* ! et me torchant les lèvres, d'une serviette en papier.

Mademoiselle Claude

A L'ORIGINE, dans une première version de ce récit, je déclarais en préambule que Mlle Claude était une putain. Et c'est une putain, je n'ai pas l'intention de le nier, mais je dis à présent — si Mlle Claude est une putain, comment appellerai-je les autres femmes de ma connaissance ? Ce mot de putain, en quelque sorte, est trop petit pour elle. Mlle Claude est plus qu'une putain. Je ne sais quel nom lui donner. Mlle Claude tout court, peut-être ? Soit.

Il y avait cette tante qui restait debout à l'attendre, tous les soirs. Et ça, franchement, je ne pouvais l'avaler. Sa tante, tu parles ! Plus probablement son maquereau. Mais après tout, ça ne regardait personne, qu'elle...

Néanmoins, ça me tapait sur le système — la pensée de ce barbeau qui l'attendait, s'apprêtant peut-être à la dérouiller si elle ne se décidait pas à rentrer. Et si aimante qu'elle fût (je veux dire que Claude savait vraiment aimer), je gardais toujours, comme une idée de derrière la tête, l'image de ce vampire, de ce salopard à front bas qui s'adjugeait toute la sauce. Pas la peine de se faire d'illusion en matière de putain — la plus généreuse et la plus pleine de bonne volonté, quand bien même lui glisseriez-vous en douce un billet de mille (quel est l'idiot, je vous le demande...) — toujours il y aura le mec qui attend quelque part ; vous n'aurez jamais qu'un avant-goût de la chose. Mais le jus, la sauce, sont pour lui, n'en doutez pas !

Enfin n'importe ; tout cela, je m'en rendis compte plus tard, n'était que beau sentiment gâché. Le maquereau — dans le cas de Claude — n'existait pas. Je suis le premier maquereau que Claude ait jamais eu. Qui plus est, je refuse de me donner ce nom de maquereau. Mec est le mot. Je suis son mec à présent.

J'ai gardé le souvenir très net de la première fois où je la ramenai dans ma chambre — quel âne je fis de moi ce jour-là. C'est régulier d'ailleurs. Un don que j'ai, dans mes rapports avec le sexe. L'ennui, c'est que j'ai tendance à adorer les femmes commes des idoles, et elles, n'ont pas envie qu'on les adore. Ce qu'elles veulent, c'est... n'importe, passons et revenons à cette première nuit. Libre à vous de ne pas me croire, je me conduisis exactement comme si je n'avais encore jamais couché avec une femme. Aujourd'hui même, je n'arrive pas à comprendre pourquoi. Mais le fait est là.

Je la revois, ne faisant nullement mine de se déshabiller, assise à côté du lit, les yeux levés vers moi et attendant que je fasse le premier pas, je suppose. Moi je tremblais. Je tremblais depuis l'instant où nous avions quitté le café. Je lui fis une bise — sur les lèvres, je crois. Je ne sais — ou peut-être sur le front — c'est tout à fait mon genre... avec une inconnue, s'entend. Je ne sais pourquoi j'avais le sentiment de recevoir d'elle une faveur extraordinaire. Même une putain peut vous donner parfois cette impression. Mais encore une fois, je le répète : Claude est plus qu'une putain.

Elle n'avait pas ôté son chapeau, qu'elle alla à la fenêtre, la ferma, prit soin de tirer les rideaux. Puis elle me lança une sorte de regard en biais, sourit, murmura quelque chose où il était question de se déshabiller. Pendant qu'elle se livrait à Dieu sait quelle pitrerie sur le bidet, je m'occupai sérieusement de me mettre à poil. C'est un fait que j'étais nerveux. Je me dis que ça la gênerait peut-être si je la regardais faire, et me mis donc à trifouiller dans les papiers qui encombraient la table, scribouillai quelques notes qui n'avaient aucun sens et revêtis de son couvercle la machine à écrire. Quand je me retournai, elle était en chemise, près du lavabo, en train de s'essuyer les jambes.

« Dépêche-toi de te mettre au lit ! me dit-elle. Chauffe la place ! »

Et sur ces mots, s'administra quelques coups de serviette supplémentaires.

Elle était si bougrement naturelle dans tous ses gestes que je ne tardai pas à me sentir plus à l'aise, moins nerveux. Je remarquai qu'elle avait roulé soigneusement ses bas sur ses chevilles ; elle portait à la taille une sorte de harnois qui pendait et qu'elle jeta dans l'instant sur un dossier de chaise.

De fait, il faisait plutôt froid dans la chambre. Dans le lit, blottis l'un contre l'autre, nous demeurâmes un long moment silencieux, nous réchauffant mutuellement. Je lui avais passé un bras autour du cou et de l'autre la serrais contre moi. Elle continuait à me regarder fixement dans les yeux, avec la même expression d'attente que j'avais observée quand nous étions entrés. Je me repris à trembler. J'y perdais mon français.

Je ne sais plus si ce fut ce jour-là que je lui dis de but en blanc que je l'aimais. Très probablement. En tout cas, si c'est vrai, elle-même l'avait probablement oublié l'instant d'après. Au moment de partir, je lui fis cadeau d'un exemplaire d'*Aphrodite*, qu'elle m'avait dit n'avoir jamais lu, et d'une paire de bas de soie que j'avais achetée pour une autre. Évidemment, les bas lui plurent.

J'avais changé d'hôtel lorsque je la revis. Elle jeta autour d'elle un de ces coups d'œil vifs et prompts à saisir les choses, qui lui étaient coutumiers, et eut tôt fait de voir que la situation n'était pas brillante. Elle me demanda naïvement si je mangeais à ma faim.

« Tu ne peux pas rester dans cette chambre, me dit-elle. C'est trop triste, ici. »

Peut-être n'employa-t-elle pas le mot *triste*, mais c'était bien ce qu'elle voulait dire.

Et en effet, ce n'était pas gai. Les meubles s'en allaient en morceaux, les carreaux étaient brisés, le tapis de sol, déchiré et sale ; pas d'eau courante. La lumière même était faible et basse, faible et jaunâtre, donnait aux draps une teinte grise : on les eût dits rongés de mildiou.

Cette nuit-là, à propos de je ne sais quoi, elle prétendit être jalouse.

« Tu aimes quelqu'un d'autre, me déclara-t-elle.

— Non, il n'y a que toi dans ma vie, rétorquai-je.

— Alors, embrasse-moi. »

Et elle se serra contre moi, affectueusement et de toutes ses forces ; je sentais sur ma peau la chaleur de son corps, comme un picotement. J'avais l'impression de nager en pleine chaleur de cette chair... et de m'y noyer, bien plus que de nager, de me noyer dans une béatitude.

Après, la conversation roula sur Pierre Loti et sur Istanbul. Elle m'avoua que ça lui ferait plaisir d'aller à Istanbul un jour. Je lui dis que ça ne me déplairait pas non plus. Et puis, tout soudain, elle me dit — je crois bien ne pas me tromper :

« Tu es un homme qui a une âme. »

Je ne fis pas le moindre effort pour la détromper — trop heureux, j'imagine. Venant d'une putain, une déclaration de cette nature prend une sacrée signification. L'âme n'est pas un sujet de conversation courante pour les putains.

Il se passa ensuite autre chose d'étrange. Elle refusa de prendre mon argent.

« Ne t'inquiète pas pour l'argent, me dit-elle. Nous sommes deux camarades maintenant. Et puis tu es très pauvre... »

Elle m'interdit de sortir du lit pour l'accompagner jusqu'au palier, fit rouler de son sac quelques cigarettes qu'elle posa sur la table de nuit, en prit une qu'elle me glissa entre les lèvres, me donna du feu avec le petit briquet de cuivre dont on lui avait fait cadeau, se pencha et m'embrassa en me souhaitant une bonne nuit.

Je lui saisis le bras.

« Claude, lui dis-je, tu es presque un ange.

— Ah ! non ! » répliqua-t-elle vivement — et dans ses yeux passa une expression presque douloureuse, à moins que ce ne fût de la terreur.

Ce « presque » fut vraiment, j'en suis certain, la cause de tous les malheurs de Claude. J'en eus la sensation immédiate. Ça et la lettre que je lui remis peu de temps après — la meilleure que j'aie écrite de ma vie, si exécrable qu'en fût le français. Nous la lûmes ensemble, au café où nous avions l'habitude de nous retrouver. Le français, je l'ai dit, en était atroce, hormis un paragraphe ou deux que j'avais chipés à Paul Valéry. Elle s'arrêta un instant quand elle en fut à ces passages.

« C'est très bien dit ! s'exclama-t-elle. Oui, très, très bien ! »

Puis elle me jeta un curieux regard interrogateur et poursuivit sa lecture. Oh ! cela n'avait rien à voir avec Valéry. Pas le moins du monde. J'aurais pu me passer de lui. Non, ce qui la tenait, c'était cette histoire d'ange. Car je l'avais ressortie — en brodant cette fois, en déployant toute la subtilité, toute la finesse persuasive dont j'étais capable. Ce qui n'empêche que quand nous eûmes fini de lire, je ne me sentais pas très à mon aise. Ce n'était pas chic d'abuser d'elle ainsi. Je ne veux pas dire que ma lettre n'était pas sincère, mais venant après ce geste spontané que j'avais eu — je ne sais, c'était de la littérature, sans plus. Et la chose me parut encore plus misérable quand, un peu plus tard, assis tous deux sur le lit, elle insista pour relire ma prose, appelant cette fois mon attention sur les fautes de grammaire. Je me laissai aller à perdre un peu patience ; elle en fut offensée. Mais cela ne diminua pas son bonheur. Elle ne se séparerait jamais de cette lettre, me dit-elle.

Peu avant l'aube, elle sortit sans bruit. La tante toujours. Peu à peu, je me faisais à l'histoire de la tante. D'ailleurs, si c'était vraiment une histoire, je ne tarderais plus à le savoir. La dissimulation n'était pas le fort de Claude — sans compter le truc de l'ange... qui faisait son chemin.

Ne pouvant me rendormir, je pensai à elle. Il ne faisait pas de doute qu'elle s'était conduite très chiquement envers moi. Le maquereau ! Je pensai à lui aussi, mais pas très longtemps. Je n'avais plus d'inquiétude à son propos. Claude — c'était à elle seule que je pensais, à la façon de m'y prendre pour la rendre heureuse. L'Espagne... Capri... Istanbul... Je la voyais se mouvant languissamment dans le grand soleil, jetant des miettes aux pigeons ou les regardant se secouer dans l'eau ; ou encore reposant dans un hamac, un livre à la main, un livre que je lui aurais recommandé. Pauvre gosse ! Sans doute n'avait-elle jamais été plus loin que Versailles dans sa vie ? Je voyais l'expression que prendrait son visage quand nous monterions dans le train, et puis après, debout près d'une fontaine quelque part... Madrid, Séville. Je la sentais marchant côte à côte avec moi, proche, toujours proche, parce que seule, jamais elle ne saurait que faire de sa personne ; et cette idée, dans sa stupidité, me plaisait. Mieux valait ça, bougrement mieux, que de traîner avec soi Dieu sait quelle sacrée petite pouffiasse, Dieu sait quelle petite catin à tête de linotte qui n'a de plus pressé, quand on la tient au lit, que de vous plaquer. Non, avec Claude j'étais tranquille. A la longue, je m'en lasserais peut-être — à la longue... à la longue. J'étais rudement content d'avoir dégoté une putain. *Putain fidèle !* Bon Dieu, je connais des gens qui se tordraient de rire si je leur racontais ça.

Je dressais des plans minutieux : les étapes du voyage, les toilettes qu'elle porterait, nos sujets de conversation... tout... absolument tout. Elle devait être catholique, mais je m'en foutais éperdument. En fait, l'idée ne m'était pas désagréable. Mieux valait aller à l'église pour entendre la messe que pour en étudier l'architecture et autres conneries du même genre. S'il n'y avait que ça pour lui faire plaisir, je me ferais catholique moi aussi... au diable ! N'importe, tout ce qui lui plaira — pourvu que ça lui procure une sensation. J'en vins à me demander si elle ne cachait pas un gosse quelque part, comme la plupart d'entre elles. Pensez donc, l'enfant de Claude. Bon Dieu ! mais je l'adorerais ce gosse, plus que si c'était le mien. Oui, sûrement, elle doit avoir un gosse, Claude — encore un point à éclaircir. Et un jour, je le savais, nous aurions une grande chambre avec balcon, une chambre énorme donnant sur la rivière, avec des fleurs à la fenêtre et des oiseaux chanteurs. (La seule idée que je pusse revenir quelque part, une cage à oiseaux sous le bras !... O.K., du moment que ça lui faisait plaisir !) Mais la rivière — ça doit se trouver de temps à autre, une rivière. J'en raffole, des rivières. Un jour, à Rotterdam, je m'en souviens... La pensée, oui, la pensée de s'éveiller dans le matin, soleil à flots par les fenêtres, avec, à côté de soi, une bonne putain bien fidèle et aimante, oui, qui vous aime à vous sortir les tripes, et les chants des oiseaux, la table qui est mise, et pendant qu'elle se lave et peigne ses cheveux, la pensée, oui la pensée de tous les types qui ont couché avec elle ; et c'est mon tour à moi, à présent, seulement voilà : moi je suis le seul ; et les barques qui passent, et les mâts, et les coques, tout ce courant de vie dont on est traversé, qui la traverse aussi comme il a traversé ceux qui nous précédèrent, traversera peut-être ceux qui viendront après ; oui, les fleurs, les oiseaux et le soleil à flots, et l'odeur de tout cela, le parfum, l'abîme de parfum qui vous prend à la gorge. Dieu ! Faites que je n'aie d'autre femme jamais que putain, dans les siècles des siècles !

J'ai demandé à Claude de venir vivre avec moi. Elle a refusé. Coup dur. Je sais que ça n'a rien à voir avec le fait que je suis pauvre — Claude est parfaitement au courant de ma situation financière, du livre que j'écris, etc. Non, la raison est tout autre, plus profonde. Mais elle se refuse à la donner.

Et puis ce n'est pas tout — je me suis pris à vivre comme un saint. Je fais de longues marches solitaires et ce que je suis en train d'écrire n'a rien de commun avec le livre en cours. On dirait que je suis seul au monde, que ma vie forme un tout complet et distinct, telle la vie d'une statue. Je ne sais même plus le nom de mon créateur. Et j'ai le sentiment que tous mes actes jaillissent d'une source inspirée, comme si je n'avais d'autre objet ici-bas que de faire le bien. Je me passe de l'approbation des autres.

Je n'accepte plus les aumônes de Claude. Je tiens le compte de tout ce que je lui dois. Elle est triste, Claude, et le laisse voir. Quand il m'arrive de passer devant elle à la terrasse du café, je jurerais que ses yeux sont pleins de larmes. Elle m'aime maintenant, je le sais. Désespérément. Elle passe des heures et des heures, assise à la terrasse. Je vais la retrouver parfois, je ne peux supporter de la voir ainsi souffrir et attendre, attendre, attendre... Même, j'ai parlé d'elle à quelques amis — je leur ai passé le tuyau, si je puis dire. Oui, n'importe quoi, tout plutôt que de voir Claude assise et qui attend, attend. A quoi peut-elle penser pendant ces heures d'attente solitaire ?

Je me demande ce qu'elle dirait si j'allais la trouver un jour et lui glissais un billet de mille. Simplement, comme ça, un de ces jours où je lis la mélancolie dans son regard, j'irais la trouver, je dirais : « Voici quelque chose que j'ai oublié l'autre jour. » Parfois, quand nous sommes au lit tous les deux et que survient un de ces longs silences pareils à des inondations, elle me dit : « Que pensez-vous maintenant ? » Et toujours je réponds : « Rien ! » Mais en moi-même et réellement je pense : « Voici quelque chose que... » Car telle est la beauté de l'amour à crédit.

Dès qu'elle n'est plus là, ça se met à carillonner dimanche dans ma tête, que c'en est une folie. Grâce à elle, il règne en moi un ordre extraordinaire. Je m'adosse à l'oreiller et savoure comme un luxe inouï la cigarette blonde qu'elle m'a donnée en partant. Pas besoin de bouger ; tout ce qu'il me faut sous la main. Si j'avais un râtelier, je suis sûr qu'elle penserait à le mettre dans le verre à dents sur la table de nuit, à côté des allumettes, du réveille-matin et de tout le saint-frusquin. Le pli de mes pantalons est toujours respecté ; mon chapeau, mon veston pendent au portemanteau près de la porte. Tout est rangé. Pure merveille ! Une putain, mais c'est un bijou...

Et ce qu'il y a de mieux, c'est que le beau sentiment n'est pas mort. C'est du mysticisme pur ; et devenir mystique, c'est avoir la sensation de l'unité de la vie. Je me fiche pas mal de la sainteté, maintenant. C'est trop de lutte, trop de travail. Je ne lutte plus. Je suis un mystique désormais. Le bien, la paix, la sérénité, sont la part que j'apporte au monde. Grâce à moi, Claude (la clientèle de Claude va sans cesse grossissant) n'a plus dans les yeux cet air triste quand je passe devant elle. Nous prenons ensemble nos repas presque quotidiennement. Elle insiste pour m'emmener dans des endroits chers ; je ne me fais plus prier. La vie me plaît sous toutes ses formes, et je profite d'elle — endroits chers ou pas chers, n'importe. Puisque cela fait plaisir à Claude...

Pourtant, il y a une idée qui me trotte dans le crâne. Pas grand-chose, bien sûr, mais qui a pris dans mon cerveau une importance grandissante, ces derniers temps. La première fois, je n'en ai rien dit. Délicatesse insigne, de ma part, ai-je pensé dans mon for intérieur. Attention charmante, même. La seconde fois — était-ce tact encore ? ou simple négligence ? Toujours est-il que la seconde fois — rien à dire. Entre la seconde et la troisième fois, j'ai commis une infidélité, si je puis dire. Oui. Je me trouvais sur les grands boulevards un soir, un peu gaz. Après avoir défié tout le parcours de la place de la République à l'immeuble du *Matin*, une espèce de vieille buse, d'énorme volaille réussit à mettre le grappin sur moi — le genre de gibier sur lequel d'ordinaire je n'aurais même pas levé la patte pour pisser. Toutes les cinq minutes, toc-toc à la porte, visite. Pauvres petites *girls* déchues, venant supplier le bon monsieur de leur donner un petit quelque chose — vingt francs, trente francs. En quel honneur, je vous prie ? Pour rien... pour le plaisir. Étrange nuit, très étrange même. Un ou deux jours plus tard, démangeaisons, soucis. Visite express à l'Hôpital américain. Visions d'Ehrlich et de ses cigares noirs. Rien de grave, en fin de compte. Quitte pour le mauvais sang.

Quand je me décide à aborder le sujet avec Claude, elle me regarde stupéfaite.

« Je sais que tu as toute confiance en moi, Claude, mais... »

Claude refuse de perdre son temps dans ce genre d'histoire. L'homme qui, sciemment, délibérément, transmettrait le mal à une femme, est un criminel. Telle est la façon de voir de Claude. Elle me demande :

« C'est vrai, n'est-ce pas ? »

C'est vrai, on ne peut plus vrai. Cependant... Mais la discussion est close. Tout homme qui ferait ça serait un criminel.

Maintenant, tous les matins, en avalant mon huile de paraffine — en même temps qu'une orange, rituellement — je me prends à penser à ces criminels qui donnent leurs maladies aux femmes. L'huile de paraffine colle et glue sur la cuiller. Celle-ci a besoin d'être convenablement lavée. Couteau et cuiller, je lave l'un et l'autre avec grand soin. Je fais tout avec soin — par nature. Quand j'ai fini de me débarbouiller, je regarde attentivement la serviette. Le patron ne donne jamais plus de trois serviettes par semaine ; quand arrive le mardi, elles sont sales toutes les trois. Je me sers d'une serviette pour essuyer la cuiller et le couteau ; pour la figure, j'utilise le dessus-de-lit. Jamais je ne me frotte la figure — je la tamponne doucement en me servant pour cela de l'extrémité du dessus-de-lit, côté pieds.

La rue Hippolyte-Mandron a un air qui ne me revient pas et me dégoûte. Je hais les rues de ce quartier, torves, sales, étroites, affublées de noms romantiques. Pour moi, Paris n'est qu'un énorme chancre, pas beau à voir. Les rues ont la gangrène. Qui ne l'a, d'ailleurs — à défaut de chaude-pisse, il y a toujours la vérole. L'Europe entière est atteinte du mal, et c'est de la France qu'elle le tient. Voilà ce qu'il en coûte d'admirer Voltaire et Rabelais ! J'aurais dû partir pour Moscou, comme j'en avais l'intention. Même si le dimanche n'existe pas en Russie, quelle différence cela fait-il ? Le dimanche ressemble à tous les autres jours maintenant, à ce détail près que les rues sont encore plus encombrées de victimes en vadrouille, se contaminant les unes les autres.

Comprenez bien : ce n'est pas à Claude que j'en ai. Claude est un bijou, un ange (et pas question de *presque*). La cage à oiseaux est accrochée dehors, à la fenêtre ; les fleurs sont là — bien sûr ce n'est ni Madrid ni Séville, ça manque de fontaines et de pigeons. Non, c'est la clinique tous les jours. Elle entre par une porte, moi par une autre. Finis les restaurants de luxe. Cinéma tous les soirs, et tâcher voir à ne pas trop s'exciter. Peux plus voir le Dôme ou la Coupole. Tous ces fumiers assis en rond à la terrasse, l'air si propres, si sains de corps, avec leurs beaux manteaux havane, leurs chemises empesées et leur eau de Cologne. La faute n'est pas seulement à Claude. J'ai fait ce que j'ai pu pour la mettre en garde contre ces veaux à l'air suave. Elle avait trop confiance en soi — les injections et tout et tout. Et puis tout homme qui... Toujours est-il que ça s'est passé comme je vous le dis, pas autrement. Vivre avec une putain — fût-ce la meilleure putain du monde — n'est pas tout rose. Ce n'est pas tellement le passage (bien sûr, il arrive que ce défilé continuel, que la quantité finisse par vous porter sur l'épiderme), pas tellement le passage, non, que cette hygiène à n'en plus finir, les précautions, les douches, les examens, le mauvais sang qu'on se fait, la peur. Et pour finir, en dépit de tout... Je l'avais pourtant prévenue, Claude... prévenue à maintes reprises : « Prends garde, méfie-toi des rupins ! »

Non, c'est moi que je blâme, moi qui suis à blâmer pour ce qui est arrivé. Je n'aurais pas dû me contenter de jouer les saints, j'aurais dû faire la preuve de ma sainteté. Quand un homme s'aperçoit qu'il est un saint, il devrait s'arrêter et s'en tenir là. Prétendre jouer les saints aux yeux d'une pauvre petite putain, c'est comme si on grimpait au paradis par l'escalier de service. Quand elle se blottit contre moi — car elle m'aime à présent plus que jamais — j'ai l'impression d'être une espèce de sale microbe qui, comme un ver, a fini par creuser sa galerie jusqu'à l'âme de Claude. L'impression que même vivant avec un ange, je devrais essayer de devenir un homme. Il faudrait que nous quittions ce trou infect et que nous allions vivre dans la lumière et le soleil, il nous faudrait une chambre, avec balcon donnant sur le fleuve, et des oiseaux, des fleurs et le courant de vie qui passe ; elle et moi, rien qu'elle et moi.

Réunion à Brooklyn

En débarquant sur le sol d'Amérique, je me trouvais dans le même état pratiquement que le jour où je l'avais quitté, c'est-à-dire sans le sou. Mon absence avait duré exactement dix ans. J'avais l'impression qu'un temps beaucoup plus long s'était écoulé : vingt, trente années peut-être. Plus que toute autre chose, ce qui m'avait aidé à supporter mon séjour à l'étranger, c'était la croyance que rien ne me contraindrait jamais à retourner en Amérique.

Naturellement, j'étais resté en rapport avec ma famille, par correspondance, durant cette période ; mes lettres n'étaient ni fréquentes ni très volumineuses et ne devaient donner à mes parents qu'une faible idée du genre de vie que je menais réellement. Vers la fin de mon séjour à Paris, une lettre m'avait informé de la maladie de mon père. Cette maladie était de telle nature que je n'avais que peu d'espoir de le trouver en vie lors de mon retour.

La certitude de mon impuissance à leur venir en aide n'avait cessé de me tourmenter pendant que je vivais à l'étranger ; la traversée avait donné plus de force encore à ce tourment. Quinze ans étaient passés depuis le jour où je m'étais lancé dans la carrière littéraire, quinze ans durant lesquels je m'étais avéré incapable d'assurer ma subsistance par mes propres moyens ; pis : quinze ans durant lesquels le montant de mes dettes s'était substantiellement accru. Non seulement, je me retrouvais au même point que lorsque j'étais parti : sans un sou ; mais j'étais un peu plus dans le trou. En fait, la situation était moins brillante encore qu'avant mon départ. Je n'avais à mon crédit que quelques bouquins dont il est plus que probable qu'ils ne seront jamais publiés en Amérique, du moins sous la forme où ils furent écrits. Les quelques cadeaux que je rapportais, j'avais dû les laisser à la douane, ne pouvant payer les droits d'entrée.

Quand vint le tour des formalités d'immigration, l'officier me demanda en plaisantant si j'étais le fameux Henry Miller, à quoi je répliquai sur le même ton que celui qu'il voulait dire était mort. Il le savait, bien entendu. Aux questions qu'il me posa sur mes occupations en Europe durant tout ce temps, je répondis : « J'ai pris la vie du bon côté » — ce qui avait le double mérite d'être vrai et de couper court à toute inquisition supplémentaire.

Les premiers mots, ou presque, que j'entendis de la bouche de ma mère, après les congratulations d'usage, furent :

« Pourquoi n'écris-tu pas quelque chose comme *Autant en emporte le vent* ? Ça te rapporterait de l'argent. »

Je dus lui avouer que j'en étais incapable. J'ai l'air d'être frappé d'impuissance congénitale dans ce domaine : impossible d'écrire un livre à grand succès. A Boston, notre première escale, je me souviens de mon étonnement quand, faisant un tour dans la gare du chemin de fer, je vis l'énorme monceau de livres et de magazines qui se vendaient. (Ce fut ma première et brève vision de l'Amérique ; un éblouissement, un ahurissement.) On ne pouvait faire un pas apparemment sans tomber sur *Autant en emporte le vent*, en édition à bon marché, type *Mon Film*, qui, pour mon regard accoutumé aux livres français brochés, m'attirait plus que l'édition originale. Vaguement je me demandai combien de millions de dollars se trouvaient mis en circulation du seul fait de ce livre. Je remarquai que parmi les livres à grand succès figuraient en bonne place les œuvres de trois autres femmes-auteurs — énormes tomes, de quoi satisfaire l'appétit du lecteur le plus vorace. Je ne fus pas surpris le moins du monde de voir les femmes-auteurs d'Amérique occuper cette place de choix. L'Amérique est par essence la patrie de la femme — pourquoi les femmes ne lui fourniraient-elles pas ses principaux romanciers ?

J'avais vécu dans la terreur de revenir un jour au foyer familial. La pensée que je devrais descendre certaine rue m'avait toujours hanté comme un cauchemar. S'il s'était trouvé quelqu'un, durant mon séjour en Grèce, pour me dire que j'en serais là dans deux mois, je l'aurais traité de fou. Et pourtant, quand le consulat américain m'avait déclaré qu'il n'y avait d'autre solution que de rentrer aux États-Unis, je n'avais pas protesté. J'avais accepté cette affirmation gratuite comme j'aurais obéi à la voix du Destin. Tout au fond de moi, je suppose, je devais garder l'intuition d'avoir laissé quelque chose d'inachevé en Amérique. Qui plus est, à l'époque où je me vis ainsi sommé, je dois reconnaître que j'étais, moralement et spirituellement parlant, plus fort que jamais. « S'il n'y a pas moyen de faire autrement, me disais-je, je peux me payer le luxe de retourner en Amérique » ; à peu près comme on se dirait : « Désormais je me sens de taille à affronter n'importe quoi ! »

Ce qui n'empêche que lorsque je me retrouvai à New York, il me fallut plusieurs semaines pour me préparer à l'épreuve. Naturellement, j'avais prévenu mes parents de mon retour. Et très naturellement aussi, ils s'attendaient à recevoir un télégramme dès mon arrivée. Ce fut cruauté de ma part que de ne pas le faire. Mais mon unique et première préoccupation fut d'apaiser d'abord ma propre peine, et pendant un peu plus d'une semaine je remis de jour en jour l'envoi du message. En fin de compte, je me décidai à leur écrire de Virginie, où j'avais fui presque aussitôt, incapable de supporter la vue de ma ville natale. Ce que j'espérais par-dessus tout, en essayant de gagner un peu de temps, c'était un retour soudain de la fortune, un cadeau inattendu de quelques centaines de dollars d'un éditeur ou d'un directeur de revue, une petite somme d'argent qui me permettrait de sauver la face. Rien n'arriva. La seule personne sur laquelle j'avais vaguement compté me fit défaut : mon éditeur américain. J'appris qu'il avait même refusé de s'occuper de mon rapatriement. Il avait peur, s'il m'envoyait l'argent du voyage, que je ne le gaspille stupidement, en boisson par exemple. Je ne doute pas de l'excellence de ses intentions, pas plus que de l'excellence avec laquelle il traite dans ses écrits du devoir que l'on a d'honorer les artistes, de leur assurer la table, la boisson et le reste. « *Bienvenue à vous, Henry Miller, pour votre retour...* » Cette phrase de lui, insérée dans sa préface à mon livre, me revenait souvent à l'esprit tandis que je tournais en rond dans mon piège à rats. Facile de faire des phrases. Mais accorder les phrases avec la substance de l'acte, c'est une autre paire de manches.

Le soir approchait quand je pris le chemin de la maison familiale. Je descendis à la nouvelle station de métro de la 8e Avenue. J'étais chez moi dans ce quartier, mais je me perdis du premier coup. Non que le quartier eût sensiblement changé ; mais moi. J'étais si neuf que je ne me retrouvais plus dans ce vieux coin familier. Il est probable aussi que je faisais ainsi un dernier effort inconscient pour fuir l'épreuve.

Parvenu à la hauteur du pâté de maisons où demeuraient mes parents, j'eus l'impression que rien n'avait changé. En fait, de penser que cette rue que je déteste plus que tout était demeurée insensible à la marche du temps, eut le don de me mettre en colère. J'allais oublier... Il y avait eu *un* changement important. A l'angle, où se tenait autrefois l'épicerie allemande et où j'avais reçu le fouet, se dressait maintenant la boutique d'un entrepreneur de pompes funèbres. Quel symbole ! Mais ce qui me frappa plus encore, ce fut que cet entrepreneur, à l'origine, avait été notre voisin — dans le XIVe arrondissement que nous avions quitté bien des années auparavant. Je reconnus aussitôt le nom. J'avais la chair de poule en passant devant la vitrine. Avait-il pressenti que nous aurions bientôt besoin de ses services ?

En arrivant à la grille, j'aperçus mon père, assis dans son fauteuil près de la fenêtre. De le voir, qui m'attendait dans ce fauteuil, me porta un coup terrible au cœur. On eût dit qu'il m'attendait ainsi, depuis toutes ces années. J'eus brusquement l'impression d'être un criminel, un meurtrier.

Ce fut ma sœur qui vint ouvrir la grille de fer. Elle était méconnaissable. Elle s'était ratatinée, fanée comme une pomme. Ma mère et mon père m'accueillirent, debout sur le seuil. Terriblement vieillis. L'espace d'un instant, j'eus le sentiment, comme un malaise, de contempler deux momies exhumées d'un caveau et qu'on aurait galvanisées pour leur donner une apparence de vie. Après nous être embrassés, nous demeurâmes, un temps bref encore, silencieux, séparés — le temps pour moi de percevoir dans un éclair toute l'étendue tragique de leur vie, de ma vie, de la vie de toute créature animée ici-bas. Cet instant suffit pour que s'effondrât toute l'énergie accumulée dont j'avais fait ma force. Vidé, complètement vidé, hormis une écrasante compassion. Lorsque ma mère me dit tout à coup : « Eh bien, Henry, comment nous trouves-tu ? » un gémissement s'échappa de mes lèvres, suivi de sanglots à fendre l'âme. Je pleurais comme jamais encore je n'avais pleuré. Mon père, pour cacher sa propre émotion, se retira dans la cuisine. J'avais gardé mon pardessus. Je tenais toujours mon chapeau à la main. Dans le flot de larmes qui m'aveuglait, tout se noyait autour de moi. « Seigneur Dieu ! me disais-je. Qu'ai-je fait ? Rien de ce que j'aie voulu accomplir ne peut justifier cela. J'aurais dû rester, me sacrifier. Peut-être en est-il temps encore ? Peut-être m'est-il encore possible de faire *quelque chose* pour leur prouver que je ne suis pas qu'un égoïste ?... » Ma mère cependant ne disait rien. Tous, nous nous taisions. Je demeurai debout au milieu de la pièce, en pardessus et chapeau à la main, jusqu'à ce qu'il n'y eût plus en moi de larmes. Quand j'eus enfin tant bien que mal repris possession de moi-même, je m'essuyai les yeux et regardai autour de moi. La pièce était toujours aussi propre et nette. Pas le moindre signe de vieillissement ou de délabrement. Elle luisait même et brillait un peu plus qu'autrefois. Mais peut-être était-ce le remords qui me la faisait voir ainsi ? En tout cas, je remerciai Dieu : j'avais eu si peur de la retrouver marquée par la misère. La demeure entière n'avait rien perdu de son humble modestie d'autrefois. On eût dit un mausolée, propre et reluisant, où la flamme de leur vie misérable et de leur souffrance n'avait cessé de briller, constamment entretenue.

La table était mise. On n'allait pas tarder à manger. Et cela semblait tout naturel ; pourtant je n'avais pas la moindre envie de manger. Les grandes scènes sentimentales auxquelles j'avais assisté jadis, au sein de la famille, étaient presque toujours associées à l'image de la table. On glisse tout uniment de la douleur à la goinfrerie.

Chacun prit sa place accoutumée, la mine un peu plus gaie, sinon joyeuse, que l'instant d'auparavant. La tempête était passée ; n'en résonnerait plus désormais que l'écho faible et lointain. J'avais à peine saisi ma cuiller qu'ils se mirent à parler tous à la fois. Ils l'avaient attendu si longtemps, cet instant ; si seulement ils avaient pu déverser en quelques minutes tout ce qui s'était accumulé en eux depuis dix ans ! Pour moi, jamais je ne m'étais senti aussi enclin à écouter. Eussent-ils parlé intarissablement vingt-quatre heures d'affilée, je serais resté patiemment assis, sans broncher, sans donner le moindre signe d'énervement, les laissant dévider jusqu'au bout leurs histoires. Enfin, ils me tenaient et pouvaient tout me dire. Ils avaient une telle soif de commencer, ils débordaient à ce point de joie, qu'ils déballaient d'un coup leurs marchandises en babillant comme des enfants. On eût presque dit qu'ils avaient peur de me voir disparaître brusquement pour une nouvelle dizaine d'années.

C'était l'heure des informations et du communiqué ; pensant me faire plaisir on tourna le bouton de la radio. Au beau milieu de cette confusion, où se mêlaient le bavardage, les histoires de bateaux coulés, de fabriques de munitions qui sautaient, le récit des pires calamités et la publicité des lames de rasoir, le tout débité de la même voix de pâte dentifrice, ma mère interrompit le vacarme pour m'annoncer qu'on avait mûrement réfléchi à mon retour et qu'on projetait de me faire partager le lit de mon père. Elle-même partageait celui de ma sœur, dans la petite chambre où je dormais enfant. Ma gorge se resserra. Je leur déclarai qu'ils n'avaient pas besoin de s'inquiéter, que j'avais déjà trouvé un gîte, que ça gazait parfaitement. J'essayai de leur expliquer en blaguant que j'étais devenu une célébrité, mais je manquais de conviction : ils le savaient ; moi aussi.

« Bien entendu, poursuivit ma mère sans tenir compte de mes paroles, ce ne sera peut-être pas très commode pour toi ; ton père doit se lever de temps à autre la nuit — mais tu t'y feras. Moi-même, je ne l'entends plus. »

Je regardai mon père.

« Oui, me dit-il, depuis mon opération, la dernière c'est-à-dire, je m'estime heureux quand j'arrive à dormir trois ou quatre heures. »

Il s'écarta de la table, retroussa son pantalon et me montra le sac attaché à sa jambe.

« Il me faut trimbaler avec moi cet engin, maintenant, me dit-il. Je ne peux plus uriner par la voie normale. C'est encombrant, mais que faire ? On a tout essayé. »

Et de s'empresser de me conter les bontés du docteur, pour qui il était un parfait étranger et qui était juif pardessus le marché.

« Oui, ajouta-t-il, c'est à l'hôpital juif qu'on m'a transporté. Mais je dois dire qu'ailleurs on ne m'aurait pas mieux traité. »

Je me demandais comment ils avaient fait pour en arriver à l'hôpital juif — ma mère ayant toujours craint comme la peste tout ce qui de près ou de loin touchait aux Juifs. Rien de plus simple. Le médecin de la famille, comme d'ailleurs tous les médecins qu'ils connaissaient dans le quartier, était mort. A la dernière minute, on leur avait recommandé le médecin juif ; celui-ci, outre qu'il était spécialiste, était aussi chirurgien ; la famille s'était donc résignée. Elle s'était aperçue, non sans stupeur, que l'homme n'était pas seulement excellent praticien, qu'il était bon et compatissant.

« Il ne m'eût pas mieux traité s'il avait été mon fils », disait mon père.

Ma mère elle-même devait concéder qu'on aurait difficilement trouvé mieux. Apparemment, ce qui les avait le plus frappés dans l'hôpital, c'était la façon extraordinaire dont on y bouffait. On pouvait manger à la carte, à ce qu'il semblait, et à gogo. Seules les infirmières n'étaient pas juives, il fallait bien le dire. Scandinaves pour la plupart. Les Juifs n'aiment pas ce genre de travaux, m'expliquait-on.

« Tout ce qui est sale, tu sais, ça ne leur dit rien », précisait ma mère.

Sur quoi, et sans laisser à ma mère le temps de finir son récit, mon père se rappela soudain qu'il avait dressé une liste de questions à me poser, et pria ma sœur d'aller chercher le bout de papier. A ma grande surprise, ma sœur lui répondit tranquillement d'attendre qu'elle eût fini de manger. Mon père me jeta un regard qui voulait dire : « Tu vois ce qu'il me faut endurer ! » Je me levai, dénichai le bout de papier et le lui apportai. Il mit ses lunettes pour lire.

« Ah ! s'exclama-t-il, avant toute chose : à quel quai as-tu accosté ? »

Je lui dis lequel.

« C'est ce que je pensais, reprit-il. Et maintenant, comment était la nourriture à bord ? Cuisine américaine ou grecque ? »

Les autres questions étaient à peu près du même goût. Les nouvelles nous parvenaient-elles régulièrement tous les jours par T.S.F. ? Avais-je une cabine pour moi seul ou avais-je dû la partager ? Avait-on signalé des épaves ? Et pour finir ceci — à quoi je ne m'attendais pas :

« *Qu'est-ce que le Parthénon ?* »

Je le lui expliquai brièvement.

« Parfait, parfait », conclut-il, comme pour dire : « C'est tout ce que je voulais savoir. »

Et regardant par-dessus ses lunettes :

« Je t'ai posé cette question à cause de ta mère ; elle me soutenait que c'était un parc. Moi j'étais sûr que non. De quand ça date-t-il, disais-tu ? »

Il s'arrêta un instant, fit hem !

« Ça doit être plein de vieilles reliques », ajouta-t-il.

Ma foi, de toute façon, ça devait être rudement intéressant, la Grèce, à son idée. Quant à lui, ce qu'il aurait voulu voir, c'était l'Italie — et Londres. Il s'enquit de Saville Row, la rue des tailleurs.

« Tu dis que les tailleurs (ceux qui travaillent à la table) sont tous anglais ? Pas de Juifs, pas d'Italiens, alors ?

— Non, lui dis-je, ils m'ont tous eu l'air anglais — ceux que j'ai vus en tout cas.

— Curieux, médita-t-il. Doit être un drôle d'endroit, ce Londres. »

Il se leva de table pour regagner le fauteuil près de la fenêtre.

« Je ne peux pas rester assis bien longtemps là-dedans, me dit-il, c'est trop mou. Dans un moment je changerai pour la chaise dure. Vois-tu, cet attirail sur ma jambe, ça n'est pas toujours très confortable, surtout par temps chaud. »

Tout en parlant il ne cessait de presser du doigt le long tube qui courait le long de sa jambe.

« Vois-tu, ça recommence à s'encrasser. On dirait du sable à l'intérieur. Est-ce qu'on croirait jamais que tout ce solide peut passer avec l'urine, hein ? C'est le pire de tout. Je suis à la lettre les ordonnances, je prends religieusement tous les médicaments, mais rien n'empêche ; quand ce sacré dépôt devient trop épais, je dois aller chez le docteur pour me faire faire un sondage. Environ une fois par mois. *Et ce que ça peut faire mal !* Mais ne parlons pas de ça pour le moment. Des fois, ça fait plus mal que d'autres. Un jour j'ai cru ne pas pouvoir l'endurer plus longtemps — on a bien dû m'entendre à cent mètres à la ronde. Quand tout va bien, j'espace les visites, j'arrive à tenir cinq, six semaines. C'est un coup de cinq dollars, chaque fois, tu sais. »

Je me risquai à suggérer que mieux vaudrait peut-être resserrer qu'espacer les visites.

« C'est bien ce que je dis, rétorqua-t-il promptement. Mais ta mère prétend qu'il faut faire des économies — l'argent ne rentre plus, tu sais. On voit bien que ce n'est pas elle qui souffre. »

Du regard, j'interrogeai ma mère. Elle était furieuse de la façon dont mon père avait présenté la chose.

« Tu ne peux tout de même pas courir chez le docteur chaque fois que ça te fait un peu mal, gronda-t-elle, comme pour lui reprocher d'avoir amené ce sujet. Je ne me lasse pas de lui répéter que c'est son état qui veut ça. »

Par état, elle entendait qu'il lui fallait endurer la souffrance jusqu'au jour où... oui, crûment elle eût dit — *jusqu'à la fin*. Il devait s'estimer heureux d'être encore en vie après tout ce par quoi il avait dû passer.

« N'était cette saleté de sac, cette horreur de suintement, ruminait-elle tout haut, ton père se porterait comme un charme. Tu as vu que ce n'est pas l'appétit qui lui manque — et regarde-moi ce teint !

— Oui, intervint ma sœur, il mange plus que nous. Et pourtant tout le travail est pour nous ; lui se la coule douce. »

Autre coup d'œil de mon père à mon intention. Ma mère, surprenant cet appel muet, s'efforça de glisser légèrement sur le sujet à la faveur d'une petite plaisanterie, d'un de ces mots un peu gros que la famille affectionnait entre tous.

« Regardez-moi ça, mais regardez donc, disait-elle avec un rire légèrement hystérique, quel teint, non ? Solide comme un vieux coq ! Et dur ! Il faudrait la hache pour en venir à bout, et encore. »

Je n'eus pas la force de rire. Mais ma sœur, dûment stylée, enchaînait déjà, rouge d'indignation, apoplectique.

« Ce n'est pas comme nous ! s'exclama-t-elle, roulant la tête sur les épaules. Regardez-nous ! Nous maigrissons à vue d'œil ! Quand père gardait le lit, j'ai dû monter et descendre les escaliers jusqu'à des soixante-dix fois par jour ! Tout le monde me dit que j'ai mauvaise mine, que je ferais bien de me soigner. Pensez-vous ! Même pas une chance qu'on aille au cinéma. Voilà plus d'une année que je n'ai pas mis les pieds à New York.

— Et tout ça par ma faute, hein ? interjecta mon père avec vivacité. Seulement moi, voulez-vous que je vous dise, moi je changerais volontiers de place avec vous. C'est tout.

— Allons, allons, dit ma mère, s'adressant à mon père comme elle eût fait à un enfant trop pétulant, tu sais bien que tu n'as pas le droit de parler ainsi. Nous faisons de notre mieux, tu le sais.

— Bien sûr, reprit mon père, la voix mordante, c'est comme ce jus de groseille que je suis censé prendre tous les jours ? »

Il n'en fallut pas plus pour déchaîner les deux femmes. Comment osait-il dire des choses pareilles, on eût voulu le savoir, quand on se crevait à le soigner, à le dorloter ? Heureusement, j'étais là pour entendre et juger. Il fallait que je comprenne, m'expliquait-on ; ce n'était pas toujours facile de quitter la maison, même pour aller jusqu'au coin de la rue.

« Il y a le téléphone », dis-je.

Le téléphone, il y avait beau temps qu'on l'avait fait couper, me dit-on. Une des multiples économies de ma mère, apparemment.

« Et si jamais il arrivait quelque chose la nuit ? risquai-je.

— C'est bien ce que je leur dis, intervint mon père. C'est encore une idée de ta mère, de faire couper le téléphone. Moi je n'étais pas d'accord.

— Oser dire une chose pareille ! » dit ma mère, grimaçant et fronçant les sourcils pour tenter de le réduire au silence.

Puis, se tournant vers moi comme si j'étais la raison en personne :

« Il n'y a pas un voisin qui n'ait pas le téléphone. Crois-tu qu'ils ne veulent même pas que je leur paie les communications — bien entendu, je m'arrange autrement. Et puis il y a Teves au coin de la rue...

— Tu veux dire l'entrepreneur de pompes funèbres ? dis-je.

— Lui-même, dit mon père. Vois-tu, quand le temps s'y prête, il m'arrive souvent de pousser jusqu'au coin, histoire de prendre l'air. Quand Teves est là, il m'apporte un pliant — et si jamais j'ai envie de donner un coup de téléphone, ma foi, je me sers de son appareil. Jamais il ne m'a fait payer. Pour ça, on ne peut pas dire, il est bien brave. »

Et de se mettre à m'expliquer tout le plaisir que c'était de s'asseoir un peu à ce coin de rue et de regarder le passage.

« C'était tellement plus vivant, fit-il remarquer en passant, non sans malice. Tu sais, on finit par se lasser de voir tout le temps les mêmes têtes, pas vrai ?

— Ce n'est pas nous que tu es las de voir, j'espère ? dit ma mère, d'un ton plein de reproches.

— Tu sais bien que ce n'est pas ce que je veux dire », répliqua mon père, que ce genre de jeu fatiguait évidemment.

Je me levai pour changer de place. Ce que faisant, je remarquai sur le buffet un monceau de vieux journaux.

« Que diable faites-vous de ça ? demandai-je.

— N'y touche pas ! hurla ma sœur. C'est à moi ! »

Mon père m'expliqua aussitôt que depuis mon départ ma sœur s'était mise à lire les journaux.

« Ça lui fait du bien, me dit-il, pendant ce temps elle pense à autre chose. Seulement, elle est un peu lente... toujours en retard d'un mois environ.

— Ce n'est pas vrai, dit ma sœur, aigrement. De quinze jours seulement. Si nous n'avions pas tant à faire, je pourrais suivre. Le pasteur me dit toujours...

— C'est bon, tu as gagné, dit mon père, dans l'espoir de la faire taire. On ne peut pas dire un mot dans cette maison sans écraser le pied de quelqu'un. »

On annonçait dans quelques instants un crochet radiophonique. Tous trois voulurent savoir si j'avais déjà entendu ça. Sans me laisser le temps de répondre par oui ou par non, ma sœur fourra son grain de sel — elle voulait écouter un programme de vieilles chansons de Noël.

« Il a peut-être encore envie d'entendre les informations sur la guerre », dit ma mère.

Elle avait l'air de penser que, débarquant d'Europe, je devais avoir pour le grand massacre une tendresse particulière, quelque chose comme un sentiment de propriétaire.

« As-tu jamais entendu Raymond Gram et son Swing ? » me demanda mon père.

J'allais répondre que non — ma sœur nous informa qu'il ne figurait pas sur le programme de la soirée.

« Bon, bon, et Gabriel Heatter ? dit mon père.

— Il ne vaut rien, dit ma sœur, c'est un Juif.

— Ça n'a rien à voir, dit mon père.

— Moi, c'est Kaltenborn, dit ma sœur. Il a une si belle voix.

— Personnellement, dit mon père, je préfère Raymond et son Swing. Il est très impartial. Il commence toujours par — « *Bonsoir !* » Jamais par « Mesdames et Messieurs » ou « Mes amis », comme le président Roosevelt. Tu verras... »

En les écoutant, je croyais entendre un vieux disque du temps passé. Toute la vie américaine, telle que la dépeint la radio, revenait d'un seul coup ; j'en étais inondé — chewing-gum, pilules pour le foie, polices d'assurances, chanteurs de charme à voix de castrat, comédiens aux plaisanteries rances ; « puzzlers » avec leur appareil de questions stupides (combien d'allumettes dans un stère de bois ?) ; l'heure de Ford, le dimanche soir ; le quart d'heure des montres Bulova ; les xylophones ; les quatuors, les sonneries de trompettes ; le chant du coq ; le pépiement des canaris ; les carillons nostalgiques ; les chansons du bon vieux temps ; les dernières nouvelles, tout chaud tout bouillant, et des faits, des faits, en veux-tu en voilà... Oui, tout revenait : la vieille histoire, la même toujours, plus abrutissante seulement et abêtissante que jamais, je ne devais pas tarder à le découvrir. Un vague bonhomme du nom de Fadiman, que je devais voir plus tard se prodiguer au cinéma en compagnie d'un quarteron de crétins bien instruits, avait organisé je ne sais quel club de « puzzle » — *Instruisons-nous ensemble*, ou quelque chose comme ça, autant que je m'en souvienne. C'était apparemment le coup de grâce de la soirée, le clou du divertissement et de la rigolade. Ça au moins c'était de l'éducation, me déclara-t-on. Je me tortillai sur mon siège et tâchai de feindre un intérêt sincère.

Ce fut un soulagement pour moi quand ils se décidèrent à éteindre leur sacrée machine et se mirent à me parler tranquillement des amis, des voisins, des accidents, des maladies dont la liste s'allongeait à n'en plus finir. Mrs. Froehlich, voyons, tu te rappelles bien Mrs. Froehlich ? Eh bien, la pauvre, tout soudain — et Dieu sait qu'on eût dit la santé en personne ! — il avait fallu la transporter à l'hôpital pour l'opérer d'urgence. Cancer de la vessie. Elle était morte deux mois plus tard. Et pendant qu'elle était à la mort — « figure-toi qu'elle n'en sait rien », dit mon père, se servant distraitement du présent — son mari était victime d'un accident. Rentrait dans un arbre ; décapité net — comme au rasoir. Bien sûr, l'entrepreneur du coin avait recousu la tête — du beau travail qu'il avait fait ; à s'y méprendre, quand on avait pu voir le corps dans le cercueil. « Extraordinaire, ce qu'on peut faire aujourd'hui », fit le paternel, pensant tout haut. Toujours est-il que voilà, cette pauvre Mrs. Froehlich ! Qui aurait cru qu'ils passeraient si vite, les deux ensemble, mari et femme ? Ils n'étaient l'un et l'autre que dans leur cinquantaine...

A écouter cette litanie, j'avais l'impression que le quartier n'était plus peuplé que d'infirmes et d'incurables. Il n'était pas une seule de leurs vieilles relations, amis, parents, voisins, le boucher, le facteur, le contrôleur du gaz, qui n'eût l'air de porter perpétuellement à la boutonnière une petite fleur, enracinée dans le corps et étiquetée au nom d'une maladie familière, rhumatisme, arthrite, pneumonie, cancer, hydropisie, anémie, dysenterie, méningite, épilepsie, hernie, encéphalite, mégalomanie, engelures, dyspepsie, etc. Ceux qu'épargnaient les infirmités, la maladie ou la folie, étaient chômeurs et vivaient de secours. Ceux qui avaient encore l'usage de leurs jambes faisaient queue aux portes des cinémas. Tout cela me rappelait, en moins fort, le *Voyage au bout de la nuit*. La seule différence entre ces deux mondes, par ailleurs si semblables, on la trouvait dans le niveau de vie. Les conditions de vie du chômeur patenté tenaient du grand luxe, comparées à celle de l'ouvrier des faubourgs que décrit Céline. A Brooklyn, c'était de sous-alimentation de l'âme qu'on mourait. Ces gens-là vivotaient, tel le tissu végétal ; ce n'était que carcasses ramollies, droguées de sommeil, marquées de maladie, n'ayant d'intelligence que le strict nécessaire, ce qu'il faut pour se payer une chaudière à mazout, une radio, une auto, les journaux, un billet de cinéma. Un garçon que j'avais connu comme joueur de rugby dans ma jeunesse, devenu par la suite agent de police, était maintenant à la retraite et passait ses soirées à écrire en caractères gothiques. Il avait recopié ainsi le « Notre père » sur un minuscule bout de carton, me racontaient mes parents, et quand il avait eu fini, ç'avait été pour s'apercevoir qu'il avait oublié un mot. Il avait tout recommencé, était dessus depuis un mois déjà. Il habitait avec sa cœur, vieille fille, une énorme et lugubre demeure héritée de leurs parents. Ils ne voulaient pas prendre de locataires — trop de soucis. Ne sortaient jamais, ne faisaient pas de visites, ne recevaient personne. La sœur commérait : elle mettait jusqu'à trois heures parfois pour aller de chez elle à l'épicier du coin. Le bruit courait qu'à leur mort ils laisseraient leur fortune à l'hospice des vieillards.

Mon père semblait connaître tout le monde dans le quartier. Il pouvait dire aussi les gens qui rentraient tard dans la nuit ; assis à la fenêtre du petit salon à toute heure de la nuit, attendant que sa vessie se vidât, il avait fini par voir les choses sous un angle inusité. Ce qui le stupéfiait apparemment, c'était le nombre de jeunes femmes qui rentraient seules à n'importe quelle heure ; certaines étaient ivres, pleines comme des bourriques. Les gens n'avaient plus besoin de se lever tôt pour se rendre au travail, pas dans le quartier du moins. Quand il était enfant, fit-il remarquer en passant, le travail commençait à l'aube et finissait à dix heures du soir. Dans son jeune temps, à huit heures trente du matin, tandis que ces propres à rien se prélassent encore au lit, lui avalait déjà son deuxième petit déjeuner, sandwich au pâté et pichet de bière.

Ici, entracte. Le sac commençait à se remplir. Mon père passa dans la cuisine, pour en vider le contenu dans un vieux pichet de verre, examina l'urine pour voir si elle était trouble ou si elle déposait, puis alla jeter le tout aux cabinets. Son attention, depuis l'apparition du sac, se concentrait sur la qualité et la fluidité de son urine.

« Les gens disent bonjour, comment ça va, et pfttt ! » sitôt oublié, dit-il en revenant prendre sa place près de la fenêtre.

Mots jetés dans le vague, à propos de rien, autant que je m'en souvienne, mais dont le sens était évidemment que si les autres avaient la chance de pouvoir oublier, lui pas. Le soir, en se mettant au lit, il avait pour lui tenir compagnie la pensée réconfortante que dans une heure ou deux il lui faudrait se lever, intercepter l'urine avant qu'elle se mît à fuir par le trou que le docteur lui avait foré dans le ventre. Partout, il y avait des chiffons qui traînaient, pour éponger le trop-plein, et des journaux, pour empêcher la source intarissable d'abîmer la literie et les meubles. Tantôt, il fallait des heures avant que l'urine se décidât à couler, tantôt on devait vider le sac deux, trois fois de suite, si vite il s'emplissait ; de temps à autre, ça se mettait à couler par la voie normale, en même temps que par le tube et par la plaie ouverte. C'était un mal humiliant autant que douloureux.

De but en blanc ma mère, d'une voix faussement naturelle, me pria soudain de l'accompagner en haut, prétextant qu'elle tenait à me montrer les améliorations qu'on avait faites durant mon absence. Nous n'avions pas atteint le palier qu'elle m'expliquait déjà à voix basse que l'état de santé de mon père ne laissait plus d'espoir.

« Jamais il ne se remettra, me dit-elle, il a... »

Et de prononcer le mot qui a fini par devenir synonyme de civilisation moderne, qui porte en soi pour l'homme d'aujourd'hui la même terreur que la lèpre pour nos pères. Je n'en fus nullement surpris, je l'avoue. J'irai plus loin : je fus étonné que ce fût tout. Bien plus gênante était la voix éclatante que prenait ma mère pour chuchoter dans mon oreille ; les portes étaient grandes ouvertes ; mon père, s'il l'eût voulu, n'eût pas eu de mal à entendre. J'entraînai ma mère dans les chambres, l'obligeant à me parler sur un ton naturel des diverses innovations, par exemple du thermostat qui pendait au mur sous le portrait de mon grand-père. Heureuse idée, qui nous amena à parler de la nouvelle chaudière à mazout, et provoqua sans plus tarder une rapide tournée d'inspection à la cave.

L'aspect que présentait cette dernière me sidéra. Elle était absolument nue à présent, débarrassée des seaux à charbon, des étagères, murs blanchis à la chaux. Semblable à l'un de ces ustensiles dont se servaient les alchimistes du Moyen Age, on ne voyait plus que la chaudière à mazout. Elle était là, nette, immaculée, silencieuse, hormis un tic-tac spasmodique au rythme entièrement imprévisible. A en juger par le profond respect avec lequel ma mère en parlait, je compris que la chaudière était de beaucoup l'objet le plus important de la maison. Fasciné, je la contemplai ; ahuri aussi. Finis les charrois de charbon, de bois, de cendres, l'oxyde de carbone, la surveillance, les embêtements, les émanations, la saleté, la fumée ; température uniforme, une pour le jour, une pour la nuit ; le petit instrument accroché au mur du salon s'occupait de tout ; le fonctionnement était automatique. On aurait dit un magicien volontairement et secrètement réfugié dans les murs de la maison, nouveau dieu du foyer, électrodynamique, superhétérodyne. Cette cave, naguère lieu d'effroi, bourrée de trésors inouïs, était devenue un endroit clair, propre et habitable ; on aurait pu servir le déjeuner sur le sol en ciment. L'installation de la chaudière à mazout balayait d'un seul coup toute une partie de ma jeunesse. Je regrettais par-dessus tout les rayons où s'alignaient autrefois les bouteilles de vin couvertes de toiles d'araignée. Plus une seule goutte de vin ni de champagne, pas même une caisse de bière. Rien que cette chaudière — et ce tic-tac singulier, arythmique, dont le déclenchement, si assourdi fût-il, me faisait chaque fois sursauter.

En remontant l'escalier, je m'arrêtai devant un autre objet sacré, animé du même tic, atteint lui aussi d'épilepsie mécanique — le Frigidaire. Je n'avais pas vu de Frigidaire depuis mon départ d'Amérique et les modèles en usage alors étaient depuis longtemps démodés. En France, je ne m'étais même pas servi d'une glacière, comme celle que nous avions à la maison. Je me contentais simplement d'acheter la quantité de glace nécessaire pour un repas ; les denrées périssables périssaient, ce qui est destiné par nature à surir, surissait, et voilà tout. Personne de ma connaissance à Paris ne possédait de Frigidaire ; ou même n'y songeait. Quant à la Grèce, où le charbon était un grand luxe, la cuisine s'y faisait sur la braise. Pour peu qu'on ne fût pas dénué de tout instinct dans ce domaine, les mets étaient aussi savoureux, délicieux et nourrissants que partout ailleurs. Je m'étais souvenu de la Grèce et de la cuisine au charbon de bois parce que je venais de m'apercevoir tout à coup que le vieux fourneau à charbon de terre avait disparu de la cuisine. A sa place éclatait de toute la blancheur de son émail une cuisinière à gaz, autre objet sacré, indispensable, pas plus coûteux, au même titre que la chaudière et le Frigidaire. J'en vins à me demander si ma mère n'était pas devenue un peu toc-toc durant mon absence.

« Est-ce que tout le monde procède à ce genre de nouvelles installations ? demandai-je incidemment.

— Pratiquement, me répondit-elle, même ceux qui n'en ont pas les moyens. »

Pas le fou qui écrivait en gothique ni sa sœur, bien sûr, mais c'était une paire d'excentriques — ils ne se résignaient à acheter que quand ils ne pouvaient pas faire autrement. Ma mère, je ne pouvais le nier, avait du moins pour elle l'excuse de l'âge et le fait que ces petites innovations leur épargnaient à tous beaucoup de peine. En fait, j'étais heureux de voir qu'ils avaient pu s'équiper ainsi. En même temps que je ne pouvais m'empêcher de penser aux vieilles gens d'Europe ; non seulement, semblait-il, ces derniers se passaient fort bien de tout ce confort ; ils gardaient une santé de corps et d'esprit, une joie que leurs pareils d'Amérique n'avaient plus. L'Amérique a le confort ; l'Europe a d'autres choses qui font paraître le confort sans importance.

Au cours de la conversation qui fit suite à cette inspection, mon père évoqua sa boutique de tailleur où il n'avait pas mis les pieds depuis plus de trois années. Il se plaignit de ce que son ancien associé ne lui donnât jamais signe de vie.

« Il est trop rapiat pour dépenser le prix d'un jeton de téléphone, dit-il. Il a reçu commande d'Un Tel pour deux costumes, je le sais ; ça doit remonter à six mois environ. Je n'en ai plus entendu parler depuis. »

Naturellement, je m'offris à passer un de ces jours à la boutique, me renseigner.

« Bien sûr, dit-il, que veux-tu que ça lui fasse, *à lui*, maintenant, la marche des affaires ? Sa fille est devenue star de cinéma, tu comprends. Il se peut aussi, poursuivit-il, que le client soit parti en croisière ; il était constamment en vadrouille sur son yacht. D'ici qu'il soit de retour, il aura pris ou perdu du poids, et alors il faudra tout modifier. Il peut se passer un an ou deux avant qu'il se décide à retirer ses costumes. »

Une douzaine de vieux clients figuraient encore sur les registres. Pas un seul nouveau, bien entendu. Ainsi s'éteignait doucement la race des buffles. L'homme au yacht qui avait commis cette rareté de commander deux costumes, pour lesquels il n'était apparemment pas pressé, c'était par douze costumes à la fois qu'il y allait naguère, sans parler des queues-de-pie, pardessus, smokings et le reste. Presque tous les grands tailleurs d'autrefois, quand ils ne s'étaient pas retirés des affaires, avaient fait faillite ou étaient près de fermer. Les grandes maisons anglaises où ils s'approvisionnaient jadis en lainages s'étaient vu réduites à presque rien. Il y avait plus de millionnaires que jamais, mais de moins en moins de gens pour mettre deux cents dollars pour un costume ordinaire. Curieux, hein !

Ce n'était pas seulement pathétique, mais grotesque, de l'entendre revenir sur ces deux costumes — à propos desquels, soit dit en passant, je ne devrais pas oublier de rappeler à son associé qu'il ne les laisse pas au portemanteau près de la vitrine, crainte qu'ils ne soient fanés d'ici que le client vienne les essayer. C'était devenu un mythe, une légende — ces deux costumes commandés par un millionnaire en l'an 37 ou 38, la veille d'une brève croisière en Méditerranée. Si tout allait bien, ma foi, peut-être que d'ici deux ans, le vieux recevrait pour sa part dans l'affaire dix ou quinze dollars. Que souhaiter de mieux ? Les deux costumes légendaires se rattachaient en quelque sorte au règne de la chaudière à mazout et du Frigidaire — parties, parcelles du même système de luxe indispensable et de gaspillage généreux. Pendant ce temps (je prends cette illustration au hasard entre mille) les émanations des fonderies de cuivre de Ducktown, dans le Tennessee, ont fait de tout le district, sur quatre-vingts kilomètres à la ronde, un désert de mort. (Le spectacle offert par cette région est un avertissement, une indication du sort qui guette notre terre — à l'exemple d'autres planètes — au cas où l'expérience à laquelle se livre l'homme viendrait à échouer. La nature, dans ce coin, ressemble aux fesses à vif d'un chimpanzé malade.) Le directeur desdites usines, sans s'arrêter à tant de dévastation, pour ne rien dire de la mortalité précoce qui sévit dans les mines, profite probablement, en cet instant précis, d'un passage à New York pour se commander une veste de chasse. Ou peut-être a-t-il un fils près d'entrer dans l'armée comme brigadier-général, et pour le compte duquel il va passer commande d'une tenue adéquate, en prévision de l'événement. Cette maladie, que les maîtres tailleurs attrapent comme n'importe qui, sera-t-elle si terrifiante pour le seigneur de la Montagne de Cuivre, à supposer qu'il l'ait ? Grâce aux infirmières diplômées qui seront là pour le sonder de *x* heures en *x* heures, grâce au spécialiste qu'on courra chercher en taxi à la moindre souffrance, il bénéficiera d'un état tout à fait tolérable — nourriture un peu moins riche peut-être, mais tas de bonnes choses encore, ne serait-ce que la partie de cartes le soir, ou un petit tour au cinéma dans sa chaise roulante.

Évidemment, mon père aussi a sa petite distraction, une fois par mois ou à peu près : la visite au médecin — vraie partie de plaisir — il y va en voiture. Cela m'ennuyait un peu que mon père eût, pour l'ami qui lui servait de chauffeur à cette occasion, une telle gratitude. Et quand ma mère se prit à tartiner sur la bonté des voisins — et le téléphone à disposition sans jamais réclamer un sou, et ci, et ça — je fus sur le point d'exploser.

« Que diable, fis-je, qu'est-ce que ça a d'extraordinaire ?

Un nègre en ferait autant — peut-être plus. C'est bien le moins pour un ami. »

Ma mère prit un air affligé. Elle me supplia de ne pas parler de la sorte. Puis tout d'un trait poursuivit, m'expliquant combien les gens d'à côté étaient gentils pour elle, lui laissant tous les soirs le journal du matin sur le rebord de la fenêtre. Et puis il y en avait un autre qui vivait un peu plus bas dans la rue et qui pensait toujours à mettre de côté les vieilles loques. De vrais chrétiens, ça on pouvait le dire. Des âmes charitables, non ?

« Et les Helsinger ? demandai-je — c'étaient de vieux amis à eux, devenus millionnaires. Que font-ils pour vous ?

— Oh ! ceux-là, commença mon père, tu le connaissais, lui — tu sais comme il était puant...

— Comment oses-tu dire une chose pareille ! s'exclama ma mère.

— Est-ce que ce n'est pas la vérité ? reprit le vieux innocemment.

— Ils avaient été très bons, pleins d'attentions eux aussi », s'efforça de rectifier ma mère.

La preuve en était qu'ils s'étaient souvenus lors de leur dernière visite — il y avait huit mois — d'apporter un bocal de fruits de leur maison de campagne.

« C'est tout ! »

J'éclatai, le simple fait d'entendre prononcer leur nom me faisait enrager.

« C'est tout ce qu'ils peuvent faire, alors ?

— Ils ont leurs soucis de leur côté, dit ma mère sur un ton de reproche. Ce pauvre M. Helsinger est en train de perdre la vue.

— Pas volé ! dis-je amèrement. J'espère qu'il deviendra sourd aussi, et muet — et paralytique tant qu'à faire ! »

Mon père, lui-même, trouva que c'était aller un peu trop loin.

« Pourtant, dit-il, je ne peux pas dire que Helsinger ait jamais eu le beau geste. Il a toujours été près de ses sous depuis le début. Mais il est en train de tout perdre — le fils jette l'argent par les fenêtres.

— Bien fait, dis-je. J'espère qu'il sera ruiné avant de

claboter. Qu'il crève dans le besoin — et qu'il souffre un bon coup avant de se voir mourir ! »

Sur quoi ma sœur partit comme un bouchon de champagne.

« Tu ne devrais pas parler ainsi, me dit-elle. Tu seras puni pour ces paroles. Le pasteur Liederkranz dit que nous ne devons avoir que des mots charitables pour les autres. »

L'évocation du nom du pasteur l'entraîna cahin-caha à parler de la Grèce que Sa Sainteté, la grosse légume épiscopale du diocèse, était allée visiter durant ses vacances de l'an dernier.

« Qu'a-t-on fait pour vous de ce côté ? (du côté de l'Église, s'entend) demandai-je, me tournant vers mon père et ma mère.

— Tu sais bien que nous n'appartenons à aucune confession, me répondit doucement ma mère.

— Vous, peut-être, mais *elle*, non ? » Je montrai du menton ma sœur. « Ça ne suffit pas ?

— Il leur faut commencer par s'occuper des leurs.

— *Les leurs !* ricanai-je. La belle excuse !

— Il a raison, dit mon père. Ils auraient bien pu faire *quelque chose*. Prends l'Église luthérienne — est-ce que nous en sommes ? N'empêche qu'ils nous envoient des choses, non ? Et qu'ils nous rendent visite aussi. Comment expliques-tu ça ? »

Il se retourna vers ma mère avec violence, presque avec méchanceté, comme pour montrer qu'il commençait à en avoir un peu assez de la façon qu'elle avait de les blanchir tous, les uns comme les autres.

Juste à ce moment ma sœur, qui se réveillait chaque fois que le bon renom de l'Église était en jeu, nous rappela qu'une nouvelle maison paroissiale était en cours de construction — ce qui allait entraîner l'installation de nouveaux prie-Dieu, il ne fallait pas l'oublier. Elle montrait les dents, gronda :

« Crois-tu que ça se fait pour rien ?

— C'est bon, gagné ! » hurla mon père.

Je ne pus m'empêcher de rire. Jamais je n'aurais cru que ma sœur fût à ce point tenace et obstinée. En dépit des deux ou trois cases qui lui manquaient, elle avait l'air de se rendre compte que le temps où mon père pouvait la tyranniser était révolu.

« Non, je n'irai pas te chercher de cigarettes, disait-elle au vieux. Tu fumes trop. *Nous* ne fumons pas, nous, et nous ne sommes pas malades. »

Tout le problème, me confia le vieux, profitant d'un instant où nous étions seuls, c'était de se débrouiller pour avoir toujours un peu d'argent de poche — « en cas », comme il disait.

« Ce n'est pas que leur intention soit mauvaise, m'expliqua-t-il, elles ne comprennent pas. Par exemple, elles voudraient que je m'arrête de fumer. Bon Dieu ! il faut bien passer le temps, non ? Ça va chercher dans les quinze *cents* par jour ; mais tout de même... »

Je le suppliai de n'en plus parler.

« Je veillerai à te procurer des cigarettes, c'est bien le moins », lui dis-je.

En même temps, je sortis deux dollars de ma poche que je lui glissai en rougissant dans la main.

« Tu es sûr que ça ne te gêne pas ? » dit mon père, s'empressant de les cacher.

Puis, se penchant, il chuchota :

« Mieux vaut ne pas le leur dire — elles me les prendraient. A les en croire je n'ai pas besoin d'argent. »

Je me sentais misérable, et j'étais en même temps au comble de l'exaspération.

« Comprends bien, reprit-il, ce n'est pas que je veuille me plaindre. Mais c'est comme pour le docteur. Ta mère me demande d'espacer le plus possible les visites. Elle a tort, tu sais. Plus j'attends, plus la souffrance devient intolérable. Quand je le lui dis, elle me répond : *« C'est ton état.* » La moitié du temps, je n'ose pas lui dire que j'ai mal ; j'ai peur de l'ennuyer. Pourtant je suis sûr que si j'y allais plus souvent ça rendrait le mal un peu plus supportable, pas vrai ? »

J'étouffais à ce point de rage et de mortification que j'avais peine à lui répondre. J'avais l'impression d'un homme soumis à la torture d'une lente humiliation ; elles se conduisaient avec lui comme s'il avait commis un crime en tombant malade. Pis, on eût dit que ma mère, le sachant incurable, considérait chaque jour qui prolongeait sa vie comme une nouvelle dépense inutile. Elle prenait une volupté à se priver, pour mieux instruire mon père de la nécessité d'économiser. En réalité, la seule économie qu'il pouvait faire, c'était de mourir. Telle m'apparut la situation. Bien entendu, si je l'avais présentée sous ce jour à ma mère, elle en eût été horrifiée. Elle s'éreintait à la tâche, sans nul doute. De même qu'elle forçait ma sœur à se crever à la peine. Mais c'était pure stupidité — pure perte d'énergie et de temps en général. Elles *s'inventaient* du travail. Et quand on leur disait qu'elles avaient mauvaise mine, l'air pâle et tiré, elles rétorquaient allégrement : « Que voulez-vous, il faut bien que l'ouvrage se fasse. Tout le monde ne peut pas se permettre d'être malade. » Comme pour laisser entendre que la maladie était un luxe et un péché.

Ainsi que je le disais, l'atmosphère respirait à la fois la stupidité, le crime et l'hypocrisie. Quand vint le moment de me retirer, la gorge me faisait mal d'émotions réprimées. J'allais passer mon pardessus quand ma mère — ce fut le comble — se précipita, la voix pleine de larmes, et me saisissant le bras s'écria :

« Oh! Henry, tu as un fil sur ton pardessus ! »

Un fil, Seigneur ! Voilà le genre de chose qui la frappait. A l'entendre prononcer ces mots « un fil », on eût pensé qu'elle avait vu la main d'un lépreux s'échapper de ma poche. Elle débordait de tendresse en ôtant de ma manche ce brin de fil blanc. Incroyable — répugnant ! Je me hâtai de les embrasser tous trois et m'enfuis de la maison. Dehors, je laissai libre cours à mes larmes. Je sanglotai et pleurai sans contrainte tout le long du chemin jusqu'à la station du métro aérien. En montant dans le train, en voyant défiler les noms familiers de stations qui toutes me rappelaient une ancienne blessure ou une humiliation, je me mis à revivre et à jouer en esprit toute la scène, à me la décrire comme si j'avais devant moi ma machine à écrire et une feuille blanche sur le rouleau. « Surtout, bon Dieu, n'oublie pas l'épisode de la tête recousue », me disais-je, aveuglé par les larmes et les joues ruisselantes. *« N'oublie pas ceci... n'oublie pas cela. »* J'avais beau avoir conscience que tous les regards étaient braqués sur moi, je continuais à pleurer et à écrire en imagination. Couché, je me repris à sangloter. La crise dut se poursuivre durant mon sommeil, car au petit jour quelqu'un cogna de l'autre côté du mur et je m'éveillai, le visage trempé de larmes. L'averse continua par intermittence pendant environ trente-six heures ; un rien suffisait pour la déclencher. Ce fut une véritable purge ; j'en sortis épuisé, mais rafraîchi.

Le jour d'après, dans mon courrier et comme pour répondre à mes prières, je trouvai une lettre d'un homme que j'avais toujours tenu pour un de mes ennemis. Rien qu'un mot, bref. Il avait appris mon retour et me priait de passer le voir un de ces jours. J'y courus sur-le-champ. je ne fus pas peu surpris d'être accueilli comme un vieil ami. A peine avions-nous échangé le bonjour qu'il me déclara :

« Je veux vous aider — que puis-je faire pour vous ? »

A ces mots que j'étais loin d'attendre, je fus pris d'un nouvel accès de larmes. Ainsi donc ce Juif, que je n'avais rencontré qu'une seule fois auparavant, avec qui j'avais à peine échangé une demi-douzaine de lettres pendant mon séjour à Paris, que j'avais offensé mortellement par ce qu'il appelait mes écrits antisémites, brusquement, sans un seul mot d'explication sur sa volte-face, se mettait entièrement à ma disposition. *Je veux vous aider !* Ces mots que l'on n'entend pour ainsi dire jamais, surtout dans la détresse, n'étaient pas neufs pour moi. A maintes reprises, j'ai eu la chance de devoir mon salut à un ennemi ou à un parfait étranger. En fait, ce genre d'événement m'est arrivé si souvent, que j'en suis presque venu à croire que la Providence m'a pris sous sa garde spéciale.

J'abrège. J'avais maintenant suffisamment d'argent en poche pour parer à mes besoins ; j'avais en plus l'assurance d'en recevoir d'autre le cas échéant. De l'angoisse, du doute et du désespoir, je passais au grand soleil d'un optimisme sans bornes. Je pouvais retourner à la maison des douleurs, pour y apporter un rayon de joie.

Je téléphonai sur-le-champ pour leur communiquer la bonne nouvelle. Je leur annonçai que j'avais trouvé un éditeur et touché une forte avance. Je leur donnai à entendre que je signerais sous peu un contrat pour un autre livre — mensonge qui devait bientôt se trouver confirmé par les faits. Ils furent surpris, demeurèrent quelque peu sceptiques, pour ne pas changer. De fait, ma mère, comme si elle n'avait pas très bien saisi mes paroles, m'informa au téléphone que, si je le désirais, on pourrait me donner un peu de travail à la maison, des bricoles : repeindre la cuisine, réparer la toiture. « Ça te ferait toujours un peu d'argent de poche », ajouta-t-elle.

En raccrochant l'appareil, je me rappelai dans un éclair qu'autrefois, au temps de mes débuts littéraires, j'avais coutume de m'asseoir près de la fenêtre, non loin de la table de couture, et de me moudre la cervelle dans mon acharnement à écrire nouvelles et essais, que les directeurs de revues ou de journaux refusaient régulièrement. Période inoubliable ; l'une des plus amères que j'aie jamais traversées. Réduit avec ma femme à la plus abjecte pauvreté, je m'étais résolu à une séparation provisoire. Elle s'en était retournée vivre chez ses parents, du moins je le croyais, et moi chez les miens. J'avais dû renfoncer tout amour-propre et supplier qu'on me reprît au bercail. Bien entendu, jamais il ne serait venu à l'esprit de mes père et mère de repousser ma supplique, mais quand ils s'étaient aperçus que je n'avais pas la moindre intention de chercher du travail, que je n'avais pas abdiqué le rêve de gagner ma vie en écrivant, leur désappointement n'avait pas tardé à se changer en chagrin profond. N'ayant rien de mieux à faire que de manger, dormir et écrire, je me levais tôt le matin, et m'asseyais devant la table à coudre, reliquat de ma tante (celle-ci ayant dû entrer à l'asile d'aliénés). Seules, les visites des voisins me dérangeaient dans mon travail. Au moindre coup de sonnette, ma mère se précipitait et m'implorait frénétiquement de ranger mes affaires et de me cacher dans la garde-robe. L'idée qu'on pût savoir que je gaspillais mon temps en d'aussi vaines poursuites lui faisait honte. Bien plus, elle se tourmentait — n'étais-je pas un peu timbré, par hasard ? Donc, sitôt que je voyais quelqu'un franchir la grille, je ramassais en hâte mon bataclan et me ruais dans la salle de bain où je le dissimulais dans la baignoire ; après quoi, j'allais me cacher moi-même dans la garde-robe où je demeurais dans le noir et l'asphyxie des boules de camphre jusqu'au départ du voisin. Peut-on s'étonner après cela si mon activité est toujours restée associée dans mon esprit à l'idée d'un acte criminel ! Souvent dans mon sommeil je me vois conduire au pénitencier où je m'installe sans tarder, aussi confortablement que possible, en compagnie de ma machine à écrire et de mon papier. Il n'est jusqu'à l'état de veille où il ne m'arrive de me faire à la pensée de séjourner un an ou deux derrière les barreaux ; je me prends alors, comme en rêve, à tracer le plan du livre que j'écrirai durant mon incarcération. Dans ce cas, mon équipement comporte d'ordinaire la table à coudre près de la fenêtre, celle sur laquelle était posé le téléphone ; c'est une fort belle table, marquetée, dont le dessin demeure gravé dans ma mémoire. Au centre, se trouve une tache minuscule où se rivèrent mes yeux un soir de cette fameuse période dont je parlais plus haut. Ma femme, ce soir-là, m'avait appelé au téléphone pour m'avertir qu'elle allait se jeter à la rivière. J'étais déjà au comble du désespoir, un désespoir si effrayant que les émotions s'y prenaient comme dans la glace. Et c'était ce moment-là qu'avait choisi soudain cette voix en larmes pour m'annoncer que la vie n'était plus tenable. Elle m'appelait pour me dire au revoir — quelques mots brefs, une hystérie, et puis clic ! plus personne ; une adresse : la rivière. Dans l'état où j'étais, il m'avait fallu pourtant dissimuler. A la question qu'on m'avait posée — qui avait téléphoné — j'avais répondu : « Oh ! un vague ami ! » et j'étais demeuré une minute ou deux sans bouger, fixant du regard la tache minuscule dans le bois, cette tache qui se métamorphosait, devenait un point infinitésimal de la rivière où le corps de ma femme était en train lentement de s'enfoncer et de disparaître. Finalement, j'avais rassemblé mes forces, m'étais levé, chapeau, manteau — j'avais dit que je sortais me promener.

Quand je m'étais retrouvé dans la rue, c'est à peine si j'avais pu me traîner. On eût dit que mon cœur avait cessé de battre. Le choc émotif que j'avais reçu en entendant la voix avait disparu ; je n'étais plus qu'une loque, un tas infime de résidus cosmiques, vide d'espoir, de désir ou même de peur. Ne sachant que faire ni où tourner mes pas, je m'étais pris à errer sans but dans ce désert glacé qui a fait de Brooklyn un tel lieu d'horreur. Les maisons, silencieuses et immobiles, respiraient doucement comme ces gens qui reposent dans le sommeil du juste. J'avais marché, marché à l'aveugle jusqu'au moment où je m'étais retrouvé à la limite du vieux quartier que j'adore. Là, soudain, le sens exact du message que ma femme m'avait transmis par téléphone m'avait frappé en plein, avec une force neuve. Pris de frénésie subite, comme si cela avait pu y faire quelque chose, je m'étais mis instinctivement à presser le pas. En même temps, ma vie entière, depuis ma plus tendre enfance, avait commencé à se dérouler devant moi à un rythme accéléré, comme dans un kaléidoscope. La myriade d'événements qui s'étaient combinés pour donner forme à ma vie avait brusquement exercé un tel pouvoir de fascination sur moi que, sans savoir pourquoi ni comment, je m'étais senti inondé d'enthousiasme. Stupéfait, j'étais conscient de rire, de pleurer, de rouler la tête à droite, à gauche, de gesticuler, de marmotter, de tituber comme un homme ivre. A vrai dire, je ressuscitais. Je redevenais une entité vivante, un être humain capable d'enregistrer la joie, la douleur, l'espoir, le désespoir. C'était extraordinaire de se sentir vivre — rien que vivre. Extraordinaire d'avoir vécu, et d'en garder la mémoire. A supposer qu'elle se fût pour de bon jetée à la rivière, que pouvais-je y faire ? Tout de même, je commençais à me demander si mon devoir n'était pas d'aviser la police. Je venais à peine de formuler cette pensée, que je repérai un flic arrêté au coin de la rue, et me dirigeai impulsivement vers lui. Mais en m'approchant, en voyant l'expression de son visage, j'avais senti mourir en moi ce premier élan, aussi vite qu'il était venu. Je n'en étais pas moins allé le trouver. D'une voix calme, neutre, je lui avais demandé le chemin d'une certaine rue, d'une rue que je connaissais fort bien : c'était celle où je vivais. J'avais écouté ses indications comme un forçat repenti qui demanderait le chemin du pénitencier d'où il s'est évadé.

A mon retour, on m'avait informé que ma femme venait de m'appeler.

« Qu'a-t-elle dit ? m'étais-je écrié, débordant presque de joie.

— Qu'elle te rappellerait demain matin », m'avait répondu ma mère, surprise de ma surexcitation.

Une fois couché, je m'étais mis à rire, au point d'en secouer le lit. J'avais entendu monter mon père. J'avais fait l'impossible pour me retenir. En vain.

« Qu'est-ce qui te prend ? avait-il demandé derrière la porte.

— Rien. Je ris. Je pensais à quelque chose de drôle.

— Tu es sûr que tu te sens bien ? avait-il insisté, sa voix trahissant une certaine perplexité. Nous avons cru que tu pleurais... »

J'ai pris le chemin de la maison, la poche pleine d'argent. Événement pour moi, c'est le moins que je puisse dire. Je songe aux vacances, aux anniversaires de jadis où j'arrivais les mains vides, la figure longue, morne, humilié, vaincu. C'était embarrassant, après tant d'années durant lesquelles j'avais fait le mort en ce genre d'occasion, de m'amener au petit trot, la main pleine de fric, pour dire : « Prenez, je sais que vous en avez besoin ! » C'était théâtral en tout cas ; ça risquait de faire naître une illusion qui crèverait peut-être un jour tristement. J'avais naturellement prévu les manières que ma mère se croirait obligée de faire. Je redoutais cette séance. Il eût été plus facile de remettre le tout à mon père, mais lui de son côté aurait été contraint de le transmettre à ma mère ; d'où confusion et surcroît d'embarras.

« Tu n'aurais pas dû faire ça ! » s'écria ma mère, pour me donner raison.

Elle était là debout, tenant l'argent dans sa main et faisant mine de le rendre, comme si c'était une chose qu'elle ne pût accepter. Un instant j'eus un frisson désagréable : elle était bien capable de s'imaginer que c'était de l'argent volé. C'était dans mes cordes, d'ailleurs, surtout les voyant dans cette situation désespérée. Mais non, ce n'était pas cela. Simplement, ma mère avait l'habitude, quand on lui faisait un cadeau, bouquet, vase de cristal ou vieille écharpe, de prétendre que c'était trop, qu'elle n'avait pas mérité tant de bontés.

« Vous n'auriez pas dû faire ça ! disait-elle dans ce cas, et cette remarque me mettait régulièrement hors de moi.

— Pourquoi les gens n'auraient-ils pas ce genre d'attentions entre eux ? lui demandais-je d'ordinaire. Est-ce que tu ne prends pas plaisir toi-même à faire des cadeaux ? Pourquoi dis-tu cela ? »

Et maintenant, c'était mon tour — et mon dégoût restait le même — mon tour d'entendre :

« Nous savons que tu ne peux pas te permettre ce genre de fantaisie — pourquoi fais-tu ça ?

— Puisque je t'ai déjà dit que c'est de l'argent que j'ai *gagné* — et qu'il doit m'en venir d'autre ! A quoi bon te tracasser ?

— Oui, elle rougissait de confusion ; c'était à croire que mon intention était de l'offenser plus que de l'aider, en es-tu sûr ? Sait-on jamais ? Si ton éditeur ne prenait pas ton livre ? Si tu devais rendre cet argent...

— Pour l'amour du Ciel, assez ! dit mon père. Prends-le et qu'on n'en parle plus ! Nous en avons l'usage, tu le sais bien. C'est la colique quand tu n'as pas d'argent, et la colique quand tu en as. »

Puis se tournant vers moi :

« Bien joué, fils ! Content de te voir profiter. Ça vient, fils, ça vient. »

J'ai toujours aimé l'attitude de mon père en matière d'argent. Sans façons et honnête. Tant qu'il en avait, il donnait, jusqu'au dernier centime. Et quand il était sans, il empruntait, autant que possible. Tout comme moi, il n'hésitait pas à demander secours quand il ne pouvait plus faire autrement. Il trouvait naturel qu'on l'aidât, étant toujours le premier à venir en aide à n'importe qui dans le besoin. Il n'avait aucun sens des finances, d'accord. Il avait le don de semer la pagaille — toujours d'accord. Je me félicite qu'il ait été ainsi. Ce serait penser contre nature que de l'imaginer millionnaire. Bien sûr, à force de maltraiter ses affaires, il avait contraint ma mère à devenir l'argentier de la maison. Si elle ne s'était pas employée à mettre quelques sous de côté dans les moments de prospérité, tous trois se fussent sans nul doute retrouvés avant longtemps à l'Assistance publique. Ce qu'elle avait pu sauver du naufrage, nul ne le savait, pas même mon père. Certainement, à voir la façon dont elle économisait, on aurait pu penser que ce devait être bien peu de chose. Pas une miette de nourriture n'allait à la poubelle ; pas un morceau de ficelle, pas un papier d'emballage n'était inutilement jeté ; elle gardait jusqu'aux journaux, pour les revendre à tant le kilo. Le gilet de laine qu'elle mettait à la saison froide n'était qu'une loque. Non qu'elle en manquât, oh ! non. Mais elle gardait les autres soigneusement — dans le camphre — pour le jour où les vieux s'en iraient littéralement en lambeaux. Les tiroirs, je le découvris par hasard en cherchant un objet, étaient pleins à craquer d'effets qu'on serait bien content d'avoir sous la main un jour — le jour où la situation serait pire encore qu'aujourd'hui. En France, je m'étais fait au spectacle de cette manie stupide de garder les vêtements, les meubles et autres objets. Mais de voir la scène se répéter en Amérique, dans la maison de mes parents, me portait un coup. Aucun de mes amis n'avait jamais fait preuve d'un tel sens de l'épargne, d'une telle passion pour les vieilleries. Rien de commun entre cette façon de voir et la conception américaine de la vie, qui a toujours été de piller, d'épuiser, puis d'aller voir plus loin.

Maintenant que la glace était rompue, mes visites devenaient plus fréquentes. C'est étrange, comme tout est simple, pour peu qu'on ose le regarder en face. Dire que pendant des années j'avais redouté jusqu'à l'idée de mettre les pieds dans cette maison, que je m'étais dit plutôt crever, et ainsi de suite. Et voilà que maintenant, je m'en rendais compte, je prenais plaisir à faire ainsi la navette, surtout quand je venais les mains pleines, comme cela devenait la règle. Il en fallait si peu pour les rendre heureux — c'était tout juste si je ne commençais pas à désirer des circonstances plus difficiles, pour leur prouver que j'étais à la hauteur de toutes les catastrophes. Ma seule présence suffisait, semblait-il, pour leur donner la force d'affronter tous les hasards et les dangers que l'avenir pouvait tenir en réserve. Au lieu de me sentir alourdi de leurs difficultés, j'en concevais une sorte d'allégement. Ce qu'ils attendaient de moi n'était rien, comparé à mes imaginations stupides. J'aurais voulu faire plus, cent fois plus que tout ce qu'ils pouvaient penser à me demander. Un jour, je leur proposai de venir de bonne heure tous les matins faire un lavage de vessie à mon père — occupation dont je sentais que ma mère s'acquittait sans grande compétence. Ce fut tout juste s'ils ne furent pas atterrés par cette offre. Et quand, voyant qu'ils ne voulaient pas en entendre parler, mais poursuivant ma petite idée, je leur proposai de payer une infirmière, je compris à leurs visages qu'ils étaient persuadés que j'avais perdu la tête. Bien entendu, ils ne pouvaient deviner à quel point je me sentais coupable ; ou alors ils avaient assez de tact pour le dissimuler. Je mourais d'envie de me sacrifier. Ils ne voulaient pas de sacrifices. Le seul cadeau de moi qui pût les contenter, je commençais lentement à le comprendre, c'était moi-même.

Parfois, l'après-midi, quand le soleil était encore chaud, je m'asseyais dans la cour de derrière en compagnie de mon père et nous bavardions du temps passé. Ils avaient toujours été fiers de leur petit jardin, dont ils prenaient grand soin. Tout en me promenant et en considérant les buissons et les plantes, le cerisier et le pêcher qu'ils avaient plantés depuis mon départ, je me voyais enfant, repiquant ces arbrisseaux l'un après l'autre. Le lilas notamment. Je me souvenais du jour où on me l'avait donné. C'était au cours d'une visite à la campagne. La vieille femme m'avait dit : « Il est probable qu'il vivra plus vieux que toi, p'tit gars. » La mort était absente de ce jardin. « Quelle splendeur ce serait, me disais-je, de reposer tous ici, parmi ces vies que nous avons plantées et si amoureusement veillées. » A quelques mètres de là se dressait un gros if. J'avais toujours eu un faible pour cet arbre, à cause du bruit que faisait le vent, en ruisselant à travers le tamis épais du feuillage. Plus je le regardais maintenant, plus je lui trouvais une personnalité qui s'imposait à moi. Il me semblait presque que j'arriverais à lui parler, à force de patience et de persévérance à lui tenir compagnie.

D'autres fois, nous nous asseyions devant la maison, dans l'étroite bande de terrain où se tenait autrefois la pelouse. Ce royaume minuscule regorgeait lui aussi de souvenirs — la rue, les nuits d'été, mes rêveries à la lune, du temps où je languissais et tirais des plans d'évasion. Batailles avec les gosses d'à côté qui se délectaient à taquiner ma sœur en l'appelant vieille dingue. Filles qui passaient et que j'aurais voulu entourer de mes bras. Aujourd'hui, c'était une autre génération que je voyais défiler devant la porte et qui me regardait avec les yeux dont on estime un homme d'un certain âge. « C'est votre frère que je vois assis parfois près de vous ? » demandait-on à mon père. De temps à autre, un de mes vieux camarades de jeux venait à passer ; mon père me le montrait du menton et me disait : « Tiens, voilà Dick Un Tel » ou « Harry X ou Y. » Et levant les yeux, j'apercevais un homme d'âge mûr, un homme en qui jamais je n'aurais reconnu l'enfant avec lequel je jouais autrefois. Un jour il arriva que, poussant jusqu'au coin, un homme fonça sur moi, bloquant mon chemin ; comme j'essayais de l'éviter, il se planta droit en face de moi sans plus broncher, me regardant fixement, me perçant des yeux. Je le pris pour un détective, pas plus sûr de moi que de lui.

« Que me voulez-vous ? dis-je froidement, faisant mine de continuer ma route.

— *Ce que je te veux* ? reprit-il en écho. Que diable ! tu ne reconnais donc plus les copains ?

— Le diable en effet si je sais qui vous êtes », dis-je.

Il ne bougeait toujours pas, continuait à ricaner en me regardant.

« Eh bien, moi, du moins, je sais que tu es », répondit-il.

Sur quoi la mémoire me revint :

« Mais bien sûr, j'y suis : Bob Whalen ; bien sûr je te reconnais ; je faisais semblant. »

Pourtant, jamais, je ne l'aurais reconnu s'il ne m'y avait contraint. Cet incident m'avait frappé et ému à tel point qu'en rentrant je me précipitai sur un miroir pour scruter mon visage, essayant en vain de déceler les changements qu'y avait tracés le temps. Cet examen n'ayant pu me satisfaire ni apaiser le trouble qui persistait en moi, je voulus revoir une de mes premières photographies. Je confrontai l'image avec le reflet dans le miroir. Pas de doute possible — c'étaient deux êtres différents. Et tout à coup je me sentis pris de remords pour la façon à peine polie dont je m'étais débarrassé de ce vieil ami d'enfance. Bon Dieu, quand j'y pensais, nous étions presque aussi liés que des frères autrefois. Je fus pris d'un désir violent de sortir, de l'appeler au téléphone, de lui dire que j'irais le voir et bavarder un bon coup avec lui. Puis je me rappelai que nous avions complètement rompu, à l'âge d'homme, pour la raison qu'il était devenu ennuyeux au possible. A vingt et un ans, il ressemblait déjà à son père, qu'il détestait enfant. Ce changement m'avait d'abord paru incompréhensible ; je l'avais attribué à de la paresse pure et simple. Dans ce cas, à quoi bon renouer brusquement ? Je ne connaissais déjà que trop le père ; à quoi servirait d'étudier le fils ? Nous n'avions qu'une seule chose en commun — notre jeunesse, qui n'était plus. Je le chassai donc de mon esprit définitivement. Je l'enterrai, comme tous ceux dont je m'étais séparé pour toujours.

Assis devant la maison, avec mon père, c'était un univers en miniature qui défilait avec le quartier. Mon père commentait ce cortège, me gratifiant ainsi d'une vue privilégiée sur la vie de ces gens, que je n'aurais obtenue que difficilement par ailleurs. Tout d'abord il me parut inconcevable qu'il connût tant de monde. Certaines personnes qu'il saluait habitaient des immeubles très éloignés. Des relations d'usage entre voisins, on en était peu à peu venu à de francs rapports d'amitié. Au fond, mon père était un homme heureux. Il n'était jamais seul, ne restait jamais sans visites. Un flot régulier d'entrées, de sorties, traversait la maison, laissant derrière lui de petits cadeaux touchants ou des paroles d'encouragement. Vêtements, nourriture, médicaments, objets de toilette, magazines, cigarettes, bonbons, fleurs — il pleuvait de tout en abondance, hormis l'argent.

« Qu'as-tu besoin d'argent ? lui dis-je un jour. N'es-tu pas riche ainsi ?

— C'est vrai, me répondit-il humblement, pour sûr je n'ai pas le droit de me plaindre.

— Aimerais-tu lire, veux-tu que je t'apporte des livres ? lui demandai-je une autre fois. N'en as-tu pas assez de ces magazines ? »

Je savais qu'il ne lisait pas, mais j'étais curieux de connaître sa réponse.

« J'aimais lire autrefois, me dit-il, mais je ne peux plus me concentrer. »

Surpris à l'idée qu'il avait pu ouvrir un livre dans sa vie, je l'interrogeai :

« Quelle sorte de livres lisais-tu ?

— J'ai oublié les titres. Mais je me souviens d'un type notamment — Ruskin, je crois.

— *Ruskin !* m'écriai-je, stupéfait.

— Oui, mais c'est un peu aride ce qu'il écrit. Et puis il y a si longtemps. »

La conversation dériva. Il était maintenant question de peinture. Il prenait un plaisir sincère à se rappeler les fresques dont son patron, le tailleur anglais, avait fait décorer autrefois les murs de sa boutique. C'était la règle alors pour les tailleurs, me dit-il, d'avoir des peintures murales. C'était aux environs de 80 ou de 90. Les peintres ne devaient pas manquer à New York dans ce temps-là, à en juger par les histoires qu'il me racontait. J'essayai de savoir quel pouvait être le goût des tailleurs de l'époque en cette matière. On troquait peintures contre vêtements, bien entendu.

Il rassembla ses souvenirs. Il y avait Un Tel, me dit-il. Celui-là était spécialisé dans les moutons. Mais quels moutons ! une merveille de ressemblance et de vie. Un autre faisait des vaches, tel autre des chiens. Il me demanda entre parenthèses si je connaissais la peinture de Rosa Bonheur — ces chevaux, hein, extraordinaire ! Et George Inness ! Ça c'était un peintre, me dit-il avec enthousiasme.

« Oui, ajouta-t-il d'un air méditatif, je ne pouvais pas me lasser de regarder ces fresques. C'est tellement agréable de vivre au milieu de ça. »

Il n'avait pas une très haute opinion de la peinture moderne — trop de couleurs, trop confus, à son avis.

« Mais tiens, Daubigny par exemple, voilà un grand peintre. De beaux coloris sombres — quelque chose qui donnait à penser. »

Il y avait une grande toile apparemment, qu'il aimait par-dessus tout. L'auteur — oublié. Toujours est-il que ce qu'il en avait retenu, c'était que personne ne voulait de cette toile, bien qu'on lui reconnût unanimement la valeur d'un chef-d'œuvre.

« Vois-tu, me dit-il, elle était trop triste. Les gens n'aiment pas ce qui est triste.

— Quel en était le sujet ?

— Ma foi, ça représentait un vieux marin qui revient chez lui. Les vêtements qui ne tiennent plus sur son dos ; l'air sombre et mélancolique. Mais c'était la façon dont c'était rendu — je veux dire l'expression de ses traits. Seulement personne n'en voulait ; on disait que c'était déprimant. »

Il s'interrompit pour accueillir un visiteur. Je me tins à l'écart un instant, jusqu'à ce qu'il m'eût fait signe d'approcher pour les présentations.

« Je te présente M. O'Rourke, dit-il. Il est astrologue. »

Je dressai l'oreille.

« Astrologue ? fis-je en écho.

M. O'Rourke répliqua modestement qu'il n'était qu'un apprenti en la matière.

« Ce n'est pas que je sois très calé, dit-il, mais je n'en ai pas moins prédit à votre père votre retour et une amélioration de sa situation, coïncidant avec ce fait. Je suis sûr que vous êtes un homme intelligent — j'ai étudié avec soin votre horoscope. Vous avez un faible : vous êtes trop généreux ; vous distribuez à droite, à gauche.

— Est-ce vraiment une faiblesse ? lui dis-je en riant.

— Vous avez énormément de cœur, me dit-il, et vous êtes très intelligent. Vous êtes né veinard. L'avenir vous réserve de grandes choses. J'ai dit à votre père que vous seriez un grand homme. Vous connaîtrez la gloire, de votre vivant. »

A ce moment, mon père dut se précipiter à l'intérieur pour vider le fameux sac. Je restai seul quelques minutes à bavarder avec M. O'Rourke.

« Bien entendu, reprit-il, il faut aussi que vous sachiez que je dis tous les soirs une prière pour votre père. C'est d'un très grand secours, vous savez. Je fais de mon mieux pour venir en aide aux gens — quand ils veulent bien m'écouter. Bien sûr, il y en a pour qui on ne peut rien — ils se refusent obstinément. Moi-même, de mon côté, je n'ai pas beaucoup de chance, sauf de pouvoir aider autrui. Saturne ne m'est pas très favorable. Mais j'essaie d'y remédier par la prière et par une vie de rectitude, naturellement. Je disais à votre mère, l'autre jour, qu'elle a cinq années de bonheur devant elle. Elle est née sous la protection particulière de saint Antoine — c'est bien le 13 juin son anniversaire, n'est-ce pas ? Saint Antoine n'est jamais sourd à qui sollicite son aide.

— De quoi vit-il ? demandai-je à mon père après le départ de M. O'Rourke.

— De rien, que je sache, répondit-il. Il doit toucher l'indemnité de chômage. Drôle de type, hein ? J'étais en train de me demander si je n'allais pas lui faire cadeau de ce vieux pardessus que ta mère a rangé dans la malle. Celui que j'ai sur moi me suffit. Tu ne trouves pas qu'il a l'air un peu chose, non ? »

Il n'était pas le seul ; ils étaient tout un tas de gens « chose » à passer dans cette rue. Il en était que le malheur et le chagrin avaient fini par incliner vers la religion. Telle cette vieille qui envoyait à mon père des tracts sur la science chrétienne. Son mari s'était mis à boire et l'avait abandonnée. De temps en temps, elle faisait un saut jusqu'à la maison, histoire de commenter à mon père les enseignements du Maître.

« Tout n'est pas bête là-dedans, disait mon père. C'est comme de tout, je pense. Toujours est-il que ça ne fait de mal à personne. Je les écoute tous. Ta mère me trouve idiot, mais quand on n'a rien à faire c'est une façon d'oublier et de passer le temps. »

Ce qui était étrange pour moi, c'était la façon dont l'Église avait fini par jeter le grappin sur tout ce petit monde. On l'eût dit tapie, guettant le moment propice, telle une bête de proie. Toute la famille semblait atteinte d'une forme ou d'autre de religiosité. A l'occasion d'une réunion de famille, j'avais été choqué de voir un de mes vieux oncles se lever soudain pour réciter le bénédicité. Trente ans plus tôt, quiconque aurait osé faire un tel geste se serait couvert de ridicule et serait devenu la cible de plaisanteries sans fin. A présent, tout le monde courbait solennellement la tête et tendait pieusement l'oreille. Cela me dépassait. Une de mes tantes était diaconesse. Elle adorait se dépenser à l'église, surtout durant les fêtes, pour faire des sandwiches. Orgueil de la famille, on la disait capable de servir cinquante personnes à elle seule. Elle savait aussi admirablement empaqueter les cadeaux. Elle avait confondu l'assistance, un jour, en remettant à un invité un énorme carton à parapluie. Et croiriez-vous ce qu'il y avait dans la boîte, après qu'on l'eut défaite ? Cinq billets de dix dollars ! Original, hein, quand même ! Et tout ça, c'était à l'église qu'elle l'avait appris, avec toutes ces fêtes, ces kermesses et le reste. Ainsi donc, tu vois bien...

Au cours d'une de ces réunions, il m'arriva une chose étrange. On célébrait je ne sais quel anniversaire dans la vieille demeure que mon grand-père avait achetée lors de son arrivée en Amérique. C'était l'occasion ou jamais de rencontrer toute la parenté d'un seul coup — trente à quarante tantes, cousins, cousines, neveux, nièces. Une fois de plus, comme au bon vieux temps, nous serions rassemblés en chœur autour de la table, gigantesque plateau de bois chargé à craquer de toute la mangeaille, de toutes les boissons imaginables. Je goûtais fort cette perspective ; j'y voyais à tout le moins la possibilité de renouer connaissance avec le vieux quartier de mon enfance.

Pendant qu'on procédait à la distribution des cadeaux — cérémonie qui durait d'ordinaire plusieurs heures — je décidai de filer à l'anglaise et de me livrer à une rapide exploration des lieux. J'avais à peine mis le nez dehors que je me dirigeais déjà, instinctivement, à la recherche de la petite rue que j'avais vue si souvent en rêve à Paris. Je n'y avais mis les pieds que deux ou trois fois dans ma vie, probablement à l'âge de cinq ou six ans. Mon rêve, je ne tardai pas à le découvrir, était infiniment plus vivace et intense que la réalité. Certains éléments manquaient au décor, moins parce que le quartier avait changé que parce qu'ils n'avaient jamais existé que dans mon rêve. J'avais affaire à deux réalités qui, au fur et à mesure que je parcourais cette rue, se fondaient l'une dans l'autre et tendaient à former une vérité composite et vivante qui, fidèlement enregistrée, demeurerait éternellement gravée dans ma mémoire. Cependant, le plus étrange de cet incident n'est pas tant cette opération de fusion et d'alliage entre les deux rues, celle du rêve et celle de la réalité, que la découverte d'une rue que je ne connaissais pas, toute proche et qui, Dieu sait pourquoi, avait échappé à mon attention d'enfant. Je tombai sur elle tout à fait par hasard, dans la brume et le soir, et sa vue m'arracha un cri de joie et de stupeur. J'avais enfin devant moi l'image exacte de cette rue idéale que j'avais vainement tenté de découvrir au cours des vagabondages de mes rêves.

Dans le rêve de la petite rue dont je parlais plus haut, et qui revenait sans cesse, le décor s'estompait et disparaissait régulièrement au moment précis où j'arrivais sur le pont du petit canal, étant entendu que ni pont ni canal n'existaient dans la réalité. Or, ce soir-là, ayant franchi la frontière des explorations de mon enfance, je tombai brusquement sur la rue même que je désirais rencontrer depuis tant d'années. L'atmosphère était celle d'un autre monde, d'une autre planète. Je me souviens nettement du pressentiment que j'eus d'approcher cet autre monde quand, passant devant certaine maison, j'aperçus une jeune fille, évidemment d'origine étrangère, plongée dans un livre, à la table d'une salle à manger. Un tel spectacle n'a sans doute rien d'unique. Pourtant, dans l'instant même où cette jeune fille tomba dans le champ de mon regard, je fus secoué d'une émotion indescriptible ou plus exactement d'une prémonition me signifiant que d'importantes révélations allaient suivre. Tout se passait comme si cette jeune fille, son attitude, la chaude lueur de la pièce projetée sur le livre qu'elle lisait, le silence impressionnant qui enveloppait tout le quartier, se mêlaient pour donner naissance à un moment d'une telle acuité que, le temps d'un éclair incalculablement bref, le temps d'un météore, pour ainsi dire, je fus frappé de la conviction profonde et paisible qu'un ordre certain présidait à toute chose, que la justice était présente dans ce monde, et que cette image que j'avais pu saisir, mais qu'il m'était impossible de retenir, exprimait la splendeur et la sainteté de la vie telle qu'elle ne cesserait jamais de se révéler dans la réalité de son existence et dans la perfection de l'instant qui s'arrête. Je me rendais compte, en poursuivant ma marche extatique, que la joie et la félicité que nous connaissons au plus profond, au plus épais du rêve — joie et félicité qui surpassent tout ce que peut apporter la veille — naissent indubitablement d'un accord miraculeux entre le rêve et la réalité. Dès que nous émergeons à nouveau, cette fusion, cette harmonie qui est l'objet essentiel de la vie s'effondre et s'émiette ou en tout cas ne se réalise qu'imparfaitement et par accès. Notre état de veille n'est en fait qu'un sommeil agité et confus, un sommeil terrifiant et mortel, d'autant que nos yeux sont ouverts, que nous voyons clairement la trappe qui s'ouvre sous nos pas, sans qu'il nous soit possible d'éviter d'y tomber.

L'intervalle qui s'écoula entre le moment où j'aperçus la jeune fille et celui où je saisis du coin de l'œil la rue idéale si longtemps désirée, et que j'avais cherchée dans tous mes rêves sans jamais l'y trouver, cet intervalle eut la saveur et la substance des instants chargés d'attente que l'on connaît au plus profond du rêve et où il semble que rien au monde ne saurait empêcher le désir de s'accomplir. Ce qui fait le caractère particulier de tels rêves, c'est qu'à dater du moment où l'on est embarqué, on a la certitude absolue d'arriver. Au fur et à mesure que je passais en revue cette rangée de demeures minuscules, semblables à des caissons coulés profondément dans le sol, je voyais ce qu'il est rarement donné à un homme de voir — la réalité de sa vision. Cette rue, pour moi, était la plus belle du monde. Ne dépassant pas la longueur d'un pâté de maisons, faiblement éclairée, méprisée des bourgeois, ignorée de tous les États-Unis — sorte de microcommunauté d'âmes étrangères vivant à l'écart du vaste monde, poursuivant leurs humbles voies particulières et ne demandant à leurs voisins qu'un peu de tolérance. Au fur et à mesure que je passais devant l'une puis l'autre de ces demeures, je vis que dans chacune d'elles on était en train de rompre le pain. Sur toutes les tables se trouvaient posés une bouteille de vin, une miche de pain, du fromage, des olives et un grand bol de fruits. Il n'était pas une maison où le décor ne fût le même : stores levés, lampe allumée, table mise en prévision d'un modeste repas. Et partout les gens, la famille, réunis en cercle, souriant de bonne humeur, conversant, corps détendu, âme grande ouverte et allant à la rencontre des autres. En vérité, me disais-je, voici la seule vie à laquelle j'aie jamais aspiré. S'il m'est arrivé de la connaître à de très brefs moments, ce n'a jamais été que pour la voir aussitôt broyée, dispersée sauvagement. Et pourquoi ? Par ma seule faute sans aucun doute, par mon impuissance à me rendre compte de la nature véritable du paradis. Enfant et ne sachant rien de l'ample vie du monde, cette ambiance d'un univers en miniature, de la sainteté, de la vie cellulaire du microcosme, avait dû m'imprégner profondément. Comment expliquer autrement la ténacité avec laquelle durant quarante années je me suis cramponné au souvenir d'un certain quartier, d'un point infime et pourtant bien défini de ce vaste monde ? Quand je me sentis pris d'un intolérable besoin de bouger, comme d'une démangeaison inquiète des pieds et de l'âme, je crus que c'était l'appel du large, la voix du monde extérieur que j'entendais, qui me suppliait de partir en quête d'une patrie où mon être pût s'épanouir, les coudées franches. Je m'étendis dans toutes les directions. J'essayai non seulement d'embrasser notre monde, mais les frontières des autres univers. Et soudain, au moment précis où je me croyais émancipé, je me trouvais ramené brutalement à l'intérieur du petit cercle d'où je m'étais évadé. Quand je dis « le petit cercle », ce n'est pas seulement le vieux quartier que je veux dire, ni ma ville natale, mais l'ensemble des États-Unis. Ainsi que je m'en suis expliqué par ailleurs, la Grèce, si menue soit-elle sur la carte, est l'univers le plus géant où il m'ait été donné de pénétrer. La Grèce pour moi ce fut la patrie que nous aspirons tous à découvrir. En tant que pays elle assouvissait toutes les faims qui me dévoraient. Et pourtant, à la requête du consul d'Amérique à Athènes, j'avais consenti à rentrer. J'avais accepté l'intervention du consul comme un ordre du sort. Ce que faisant j'avais peut-être changé en destinée ce que l'on est convenu d'appeler la fatalité aveugle. L'avenir seul dira si je me suis trompé. En tout cas je suis revenu au monde étroit et restreint d'où je m'étais enfui. Et à mon retour je n'ai pas seulement trouvé que rien n'avait changé — non, j'ai trouvé mieux que cela. Que de fois depuis mon retour j'ai songé à Nijinski, si inconsidérément réveillé de sa transe ! Que peut-il bien penser de ce monde auquel il avait délibérément tourné le dos pour éviter de devenir fou à notre exemple à tous ! Croyez-vous qu'il ait la moindre gratitude envers ses bienfaiteurs illusoires ? Choisira-t-il l'état de veille, l'agitation inquiète du sommeil, de notre sommeil, ou préférera-t-il clore à nouveau les yeux et se repaître de cela seul qu'il sait être la vérité et la beauté ?

L'autre jour, dans le bureau d'un journal, j'ai vu cette inscription en lettres énormes au-dessus de la porte : « Écris ce que tu as vu et ce qui est. » Je tressaillis en lisant cette exhortation que j'ai religieusement et inconsciemment suivie toute ma vie, et en la voyant éclater en lettres de feu sur les murs d'un grand quotidien. J'avais oublié que ces mots figurent dans le *Livre des Révélations. Ce qui est !* L'éternité ne suffirait pas pour méditer cette parole. Une chose est sûre, cependant : que ce qui est, est éternel. J'en reviens à cette petite communauté, à cet univers de rêve où j'ai été élevé, et qui n'est que l'image microcosmique de ce macrocosme que nous appelons le monde. Pour moi c'est un monde de sommeil, un monde qui est la prison du rêve. Que l'on vienne à s'éveiller un instant, et le rêve, dût-il laisser un vague souvenir dans l'instant, ne tarde pas à être oublié. Cet état de transe, qui se poursuit sans interruption vingt-quatre heures sur vingt-quatre, c'est à peine si les guerres et les révolutions parviennent à le troubler. La vie continue, comme on dit, mais comme un feu qui couve, un feu mouillé, caché dans le tréfonds des fibres végétatives de l'être. La conscience véritable ne survient que par intermittence, par éclairs brefs qui ne durent pas plus d'une seconde. Celui qui réussit à demeurer conscient une minute pleine, relativement parlant, change inévitablement le cours de l'univers. Sur une durée de dix ou vingt mille ans, une minorité d'individus, séparés par les déserts du temps et de l'espace, ont lutté follement dans l'espoir de forcer l'impasse, de faire voler en éclats la transe, pour ainsi dire. Leurs efforts, si l'on s'en tient à une vue superficielle de l'état présent du monde, ont l'air d'être restés sans effets. Et pourtant de l'exemple que nous apporte leur vie, ressort clairement une conclusion : que le véritable drame de l'homme sur cette terre a pour objet la Réalité et non la création de civilisations qui permettent à la grande masse humaine de ronfler plus ou moins paisiblement. Tout homme qui aurait la moindre conscience de ses actes ne pourrait pour rien au monde presser du doigt la détente d'un fusil, encore moins participer à la fabrication d'un tel instrument. Tout homme qui porte en lui le désir de vivre ne saurait gaspiller ne serait-ce qu'une fraction de seconde à l'invention, la création et la perpétuation d'instruments de mort. L'humanité est plus ou moins réconciliée avec l'idée de la mort, mais elle sait aussi qu'il n'est pas nécessaire de s'entre-tuer. Elle en a conscience par intermittence, de même qu'elle a conscience d'autres choses qu'elle se met commodément en mesure d'oublier lorsqu'elle se voit menacée d'être dérangée dans son sommeil. Vivre sans tuer est une idée qui devrait électriser le monde, si l'homme était capable de demeurer éveillé le temps qu'il faut pour bien s'en imprégner. Mais l'homme refuse de rester éveillé. Sinon il se verrait contraint de devenir autre qu'il est actuellement, et c'est là apparemment une pensée trop pénible qu'il ne peut endurer. Si l'homme parvenait à appréhender sa nature véritable, à découvrir la réalité de son héritage, il en concevrait une telle exaltation, ou une telle frayeur, qu'il lui serait impossible de retomber dans le sommeil. Vivre serait alors un défi perpétuel à la création. Mais la seule pensée d'une métamorphose aussi rapide et sans limite l'emplit de terreur. De nos jours, il repose dans son sommeil, pas très confortablement bien sûr, mais à coup sûr aussi de plus en plus obstinément, comme dans le ventre d'une création que son propre éveil suffit amplement à vérifier. Ainsi suspendu, dans cet état dont il a fait une sublimation, le temps et l'espace ont fini par devenir des concepts sans aucune signification. Déjà, de leur mélange, est né un autre concept que l'homme, dans son hébétude, n'a pas encore été capable de formuler ni d'élucider. Mais quel que soit le rôle que l'humanité est appelée à jouer dans l'univers, ce dernier, soyons-en sûrs, lui, ne dort pas. Que l'homme vienne à refuser de jouer son rôle — il est d'autres planètes, d'autres astres, d'autres soleils qui n'attendent que l'instant de poursuivre l'expérience. Si vaste, si totale que puisse être la faillite de l'homme sur cette terre, l'œuvre de l'homme sera reprise ailleurs. Les seigneurs de la guerre parlent de reprendre les opérations sur tel ou tel front, mais le front de l'humanité embrasse l'univers entier.

Dans notre sommeil, nous avons découvert la façon de nous exterminer les uns les autres. Renoncer à la poursuite d'une fin aussi agréable pour se borner à dormir plus profondément, plus paisiblement, serait, bien sûr, sans intérêt. Nous devons nous réveiller — ou disparaître de la scène. L'homme n'a pas inventé ni ne peut inventer de réveille-matin qui puisse faire l'affaire. Penser qu'une sonnerie changerait quelque chose est une bonne blague. Le mouvement d'horlogerie lui-même est la meilleure preuve d'une pensée qui s'égare. Qu'importe l'heure à laquelle on se lève, si c'est pour se mouvoir comme un somnambule ?

Dans le moment présent, la mort prend couleur de félicité suprême. L'état de transe interminable où nous avons vécu a fini par émousser en nous tout sens de la vie et de l'éveil. En avant ! hurlent les défenseurs du grand sommeil. *A la mort !* comme on dit : à l'assaut ! Mais viendra le dernier jour. Et ce jour-là, quand retentira l'appel, les morts se lèveront de leurs tombeaux : et il leur faudra bien assumer la vie éternelle. On ne peut éternellement différer l'éternité. Nous sommes libres de faire ou de ne pas faire le reste, mais l'éternité n'a rien à voir avec le temps, le sommeil, l'insuccès, la mort. Le meurtre n'est que façon de retarder la date. Et la guerre est meurtre, que les justes et les gens de bien chantent ou non ses louanges. Je parle de ce qui est, non à cause du présent, mais à cause de ce qui a toujours été, de ce qui sera toujours. La vie dont chacun de nous rêve sans avoir le courage de la mener, ne peut connaître l'existence dans le présent. Le présent n'est qu'une passerelle entre le passé et l'avenir. A notre réveil, nous nous dispenserons de ce pont fictif qui n'a jamais existé. Nous passerons du rêve à la réalité, les yeux grands ouverts. Nous trouverons notre chemin instantanément, sans l'aide d'aucun instrument. Nous n'aurons pas besoin de voleter autour du globe pour trouver le paradis qui gît à nos pieds. Le jour où nous cesserons de donner la mort — non seulement dans le présent et dans les faits mais dans nos cœurs — nous commencerons à vivre. Pas avant.

Je crois qu'il m'est possible désormais de loger mon être n'importe où dans le monde. Je me sens chez moi dans l'univers. Je suis un habitant de la terre et non d'une de ses parcelles, que celle-ci soit étiquetée Amérique, France, Allemagne ou Russie. Je ne dois allégeance qu'à l'humanité, et non à *un* pays, *une* race, *un* peuple.

Je réponds devant Dieu et non devant le chef du pouvoir exécutif, quels que soient son nom, sa personnalité. Je n'ai d'autre fin ici-bas que de travailler à l'accomplissement de ma destinée, qui est mon affaire à moi. Ma destinée est liée à celle de n'importe quelle créature vivante qui habite cette planète — voire, qui sait, à celle des habitants d'autres planètes ? Je refuse de gâcher ma destinée en me bornant à considérer la vie selon l'étroitesse des règles qui la cernent aujourd'hui comme autant de pièges. Je refuse de souscrire à l'opinion courante en matière de meurtre, de religion, de vie sociale, de bien-être. Ce que je veux, c'est essayer d'accorder ma vie avec la vision de ce qui est éternel. Je dis : « La Paix soit avec vous tous ! » et si vous ne la trouvez pas, c'est que vous ne l'avez pas cherchée.

En guise de finale

Œil pour œil, feu pour feu, iceberg rouge sang et parfum noir, divinité lunaire et feu d'astre mort, fumée des baisers évaporés, harpe saignant sa verte musique, pavots flottant sur une mer de glace. Rondeur de genèse, dénouement pareil à un nombril ; cratères gorgés de glace rouge sang ; hémisphères de tiédeur lactée, tout duvet de cygne et pulpe d'olive.

Adieu et tirons le rideau, voilà le miracle. Maisons paysannes, visages, grincements de roues. Noirceurs de terre volant à pleines mottes vers le ciel.

Mille ans de mélancolie gisent entre nous, sans qu'elle apporte une réponse. Mais que répondre si la vie est poème, drogue et encens d'hiers et de demains sans fin ? Sous la table, nos genoux se touchent. Mais sous combien de tables mains et genoux, squelettes aux articulations d'amour, choses qui marchent automatiquement et se touchent, pollen, racines foreuses, fibres et vertèbres, sucs verts, vent qui frémit et grouillements rampant sans bruit dans la nuit ? Tressaillement et mouvement, ailes qui se replient, dard de la lumière sans chaleur, mondes aux soupirs inaudibles, ossements blanchissants et poussière naissant à la vie.

Ma vie entière suspendue à un fil.

Le souvenir des choses est pour elle dans le toucher — œuf imputrescible qui précède et demeure, mémoire non pressurée qui jette doucement ses derniers feux. Frémissement de ses reins, pareil à une sécrétion du sang ;

pointe de ses seins aiguisée de mélancolie ; vapeurs opiacées et passion de ses mensonges ourlés de cicatrices et de spirales osseuses venimeuses, strate sur strate de harpes sanguinolentes, de baisers asphyxiés de pavots, de jeunesse à bout de course, de matrice retournée comme un doigt de gant, de cordes brisées net par la mort. Musique de la nuit écrite sur le sable. Sable scintillant d'un mica d'étoiles. Vagues illuminant le nid du scorpion.

Fin. Tout a une fin où tout recommence, à la manière du cercle ou du chien qui cherche à se mordre la queue, ou bien encore de l'éternité appréhendée, chose inconcevable autant qu'irrévocable. Fin, c'est une belette qui se pourlèche les babines. Ce sont des revolvers cliquetant automatiquement à l'endroit précis où l'épine dorsale s'aplatit pour faire globe. Fin, c'est le cercle se coagulant en certains points qui n'ont jamais existé, pas plus qu'ils ne pourraient exister aujourd'hui, quand bien même il n'y aurait en ce monde ni tableaux noirs ni matière servant à les faire. Fin, c'est quand tous les tiroirs ont été razziés, tous les anneaux noyés, tous les certificats brûlés avec les passeports, les tableaux aux murs, les calendriers. C'est quand tout peut tenir dans un mouchoir de poche et que l'on n'a plus besoin d'initiales sur la bande de son chapeau. Quand toute dimension n'est qu'une équation creuse.

Adieu et tirons le rideau — singulière fin inachevée, un peu comme un ver solitaire qui se déglutirait lui-même. Une boule dans la gorge, un sanglot, des grincements de roues, la crasse des rues, les maisons paysannes, les visages ; puis blanc, néant, visages, maisons paysannes, souvenirs, musc de la mémoire, grincements de roues, cliquetis de balles, tard, trop tard, changer, halte ! se raviser, bondir, trop tard, revenir en arrière, brumes, maisons paysannes, visages, blanc, néant.

Le souvenir des choses est pour elle dans le toucher. Les mots ne sont que la chimie de la mort. Le langage est agonie, électrolyse par quoi la pensée est élevée au rang de symbole, investie et dépossédée, polarisée par le sang, ancrée dans l'instinct, pour tourner avec la lune, avoir ses marées, croître et décroître selon le cycle monotone de la chair et de la vie comme on les imagine, barreau de prison et fenêtre de ciel, explosion de chant et délire. Elle saisira mes mots un à un, intangible harmonie intérieure toute cathode et tourbillon, exquise substance visible de croissance organique — elle saisira mes mots et les disposera dynamiquement en écriture existentielle.

La courbe de la vie, si l'on remonte jusqu'à sa source, on voit qu'elle n'a rien de l'arc large et sinueux que l'on imaginait, qu'elle n'est pas plus une flèche lancée vers la mort que le baiser de la parabole à l'infini ou que la symphonie noble de la biologie. Bien plutôt une succession de chocs, un enregistrement sismographique d'oscillations, une alternance de pics et de déclivités entre lesquels s'étend le vaste calme des vallées.

Comme un dauphin couvert de boue, elle a jailli de la nuit en hurlant : « Je deviendrai folle ! Je deviendrai folle ! » On eût dit une somnambule se poignardant à coups répétés ; des blessures où elle retournait la lame brisée, son magnifique moi se répandait en gestes de sciure. A travers la brume qui planait entre ses yeux, elle apercevait des montagnes, d'immenses cuvettes alcalines et des hauts plateaux parsemés d'armoise où, la nuit, la température tombait comme le fil à plomb tandis que gémissait le vent. Où qu'elle portât son regard fiévreux, partout ce n'étaient que bras, jambes et perruques pourpres. Gisant dans l'angle, telle une vieille mandoline, la marionnette pointait les oreilles pour tenter d'attraper le gargouillement des vidanges, la chute des eaux précipitées, les niagaras de glace et de feu liquide, engorgés de sang et de gardénias.

Ses paroles se dressaient en elle comme des stèles funéraires et dansaient, apodes ; elle les amoncelait telle une acropole de chair, les cinglait furieusement de sa haine vengeresse jusqu'à ce qu'elles se balancent en l'air, comme des cadavres à un réverbère. Ses mots avaient pour yeux des guitares bordées de dentelle noire. Elle les coiffait de chapeaux insensés ; elle leur mettait des serviettes sur les genoux et les jambes, sous la table. Ils copulaient entre eux et procréaient des scarabées, de la vermine, de l'eau bénite et des rêves de blessures. Elle les attachait à sa chaise avec des lacets noirs, leur tombait dessus et les fouettait en s'acharnant jusqu'à ce que le sang coule noir et que les yeux déchirent leur taie.

Le souvenir que l'on garde de la vie, c'est celui des chocs, des orgasmes dont le tracé sismographique annonce : « Voilà que tu vis... voilà que tu meurs ! » Et le vaste calme des vallées, objet des convoitises de ce monde, c'est le bol d'herbe que rumine la vache, l'amour que happe la femme entre ses jambes pour le mastiquer, la cloche qui fracasse le vent de son énorme marteau de bronze. Quant aux pics et aux déclivités, *là* est la vie, folle ascension du mercure dans le thermomètre des veines, à pouls débridé. Pics : le saint qui gravit la montagne pour examiner de plus près le postérieur de Dieu ; le prophète aux mains couvertes d'excréments et qui a l'écume aux lèvres ; le derviche qui a la musique dans la pointe des pieds et des nœuds de serpents dans les entrailles. *Danse, danse,* des asticots plein la cervelle ! Et finis les sommets, les abîmes ; plus rien que l'extase, sens dessus dessous, monde à l'envers, base allant aussi loin que la tête. Humilité, et pas seulement révérence à l'humus, non : plus bas que tout, à travers la glèbe, l'herbe et la motte, la rivière souterraine. Du zénith au nadir. Tout ce qui était aimé pourchassé maintenant par la haine. Et non pas les froids aiguillons de la conscience ni les supplices du fouet de l'esprit, non : la foudre des lames étincelantes et cruelles. Mépris, insulte, outrage. Non pas douter de Dieu, non : Le nier, Le fustiger, Lui cracher dessus. *Mais Dieu toujours !*

« Je deviendrai folle ! » hurlait-elle. Eh bien, vas-y ! Car devenir fou, c'est cesser d'être eunuque et tourner le dos aux vallées fertiles, ne pas se masturber avec la palette du peintre ni changer d'identité. Si elle le devenait, folle, je la suivrais à pleine étreinte dans la folie, elle mâle et moi femelle. Je fixerais à l'entrée un infibulateur et je mourrais d'outrance. Toi qui changes de sexe selon les saisons, toi qui te refermes comme une huître en disant de tes deux valves têtues qu'elles sont ton mystère, tu peux te le mitonner, ton mystère, dans la boue et la teinture d'iode !

Plus froide qu'une statue, voix exsangue, yeux morts, celle qui jadis était mystère, maintenant debout à côté de la table, se poignardait à coups répétés.

Elle s'assit et scella ses oreilles afin que tout pût recommencer ; elle se cassa en deux et devint toute molle ; son corps se roula en nœud ; corps, bras et jambes, elle ne fut plus qu'une boule de serpents, pareille à une pelote d'élastiques entrecroisés. Immobile, respirant comme un fœtus ; et s'il y avait en elle des ombres de pensée, elles étaient noyées dans son nombril.

Ventre de femme et fœtus. Dans le sac frémissant, les mystères crissaient comme du gravier — une jument sauvage lui piétinait le ventre... *plomm, plomm !* Et l'arc de sa croupe était pareil à l'arche du ciel, et son ventre était plein de serpents et d'oracles, et son fœtus baignait dans le langage liquide de la nuit.

Debout et de nouveau semblable à une statue, plus froide que le marbre, yeux morts, se poignardant — comme un film où la même détonation éclaterait cent fois de suite. A chaque *clic* du déclencheur, l'œil plonge plus profondément dans le rêve. Mort à répétition et violence de la mort : rêve de vie. Rêve et mort, cent fois le même coup de feu. A chaque *clic* du déclencheur, plongée plus profonde de l'œil. Marbre muet que lèche l'hystérie. Extase projetée sur la blancheur d'écran d'un éventail. Hystérie. Hystérie de la pierre. Pierre femelle frémissante de musique. Statue forniquant avec la vérité. Statue masturbant des mensonges. Litanie de caoutchouc dans un rêve de caoutchouc. Femme de marbre aux organes hystériques. Femme hystérique aux organes de marbre. Pierre femelle crachant le feu ; fontaines de feu glacé froid comme pierre.

Il n'y a pas de limite à ce que peut croire la femme hystérique : qu'elle a couché avec Napoléon ou offert ses lèvres à Dieu. Elle est capable de proclamer qu'elle assouvit son appétit sur des poneys shetlandais, d'avouer qu'elle aime six hommes à la fois — chacun avec la même force et la même passion. Elle est capable de vibrer toute de musique, au point que même le souvenir de sa passion passée se désintègre et s'effondre comme un immeuble en feu. Tout flambe et se réduit en cendre ; les organes seuls demeurent intacts, marbre muet que lèche l'hystérie, extase étalée sur la blancheur d'écran d'un éventail.

Coups de poignard indéfiniment répétés ; plongées toujours plus profondes de l'œil ; rêve vitrifié ; mort réitérée. Chaque clic du déclencheur est une fornication avec la vérité.

Il fut un temps où le monde était jeune et où les blessures que nous portions, nous les exposions fièrement. *Parce que Dieu avait trempé le doigt dans chaque blessure.* Il fut un temps où nous portions avec courage et douleur nos blessures. Aujourd'hui, nous affrontons la tempête sur des sloops pourris, et l'on peut enfoncer un parapluie dans les plaies béantes de nos flancs. Fini le courage, finie la souffrance. Organes de marbre à jamais intacts. Pierres frémissantes de musique.

Ce qui était jadis noblesse du mythe et tragédie s'achève en prophylaxie. *L'heure de la ménopause a sonné pour les dieux...*

LA SEULE CHOSE DONT ELLE AIT ÉTÉ CONSCIENTE VERS LA FIN, C'ÉTAIT MA BONTÉ A SON ÉGARD, ET C'EST CELA QUI L'A TUÉE.

Table

Composition réalisée par C.M.L., Montrouge

IMPRIMÉ EN FRANCE PAR BRODARD ET TAUPIN
58, rue Jean Bleuzen - Vanves - Usine de La Flèche.
LIBRAIRIE GÉNÉRALE FRANÇAISE - 6, rue Pierre-Sarrazin - 75006 Paris.

ISBN : 2 - 253 - 03980 - 2

42/3076/9